传承

牛奶和蜂蜜

食疗妙方

食物的自然力量

李建新 ◎ 编著

中原农民出版社

· 郑州 ·

图书在版编目（CIP）数据

牛奶和蜂蜜食疗妙方 / 李建新编著. -- 郑州 ： 中原农民出版社， 2024. 9. -- ISBN 978-7-5542-3025-1

Ⅰ. R247.1

中国国家版本馆CIP数据核字第2024TR4627号

牛奶和蜂蜜食疗妙方

NIUNAI HE FENGMI SHILIAO MIAOFANG

出 版 人：刘宏伟
选题策划：谢珊珊
责任编辑：谢珊珊
责任校对：张晓冰
责任印制：孙　瑞
美术编辑：耿晨露

出版发行：中原农民出版社

地址：河南自贸试验区郑州片区（郑东）祥盛街 27 号 7 层

电话：0371-65713859（发行部）　　0371-65788879（医卫编辑部）

经　　销：全国新华书店
印　　刷：河南省诚和印制有限公司
开　　本：710 mm×1010 mm　1/16
印　　张：7
字　　数：82 千字
版　　次：2024 年 9 月第 1 版
印　　次：2024 年 9 月第 1 次印刷
定　　价：32.00 元

如发现印装质量问题，影响阅读，请与出版社联系调换。

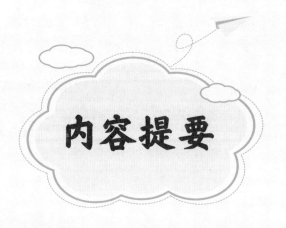

内容提要

　　中医食疗在健康和养生领域一直具有极高的地位和价值，由于其注重整体性、安全性、经济性、无痛苦性，以及能增强体质、辅助治疗疾病等方面的优点，而越来越成为一种受欢迎的养生和治疗方式。

　　牛奶与蜂蜜是公认的上等营养佳品。牛奶被誉为"白色血液"，其所含的钙质对人体骨骼健康具有重要作用。蜂蜜誉满全球，在古代中国，即被视为珍贵的食品和药物。为了帮助读者更好地食用牛奶和蜂蜜，书中分别介绍了牛奶、蜂蜜的营养成分、健康功效、食用宜忌，以及取材方便、做法简单、疗效好的调养食疗方。如治贫血的牛奶大枣饮、治失眠的牛奶酸枣仁粥、治呃逆的紫苏姜蜜膏等。愿书中所选的妙方能为您的健康保驾护航！

前言

　　健康是安居乐业的保障，健康是幸福生活的前提，健康是人生最大的财富。健康与长寿是人们普遍关注的问题，随着人们保健意识的不断增强，健康长寿已不是梦想。我国四川省乐山市辉山镇寿星杜品华老人，曾被上海大世界吉尼斯总部认定为世界上"最长寿的人"，享年120岁。如今，百岁以上的老人越来越多。

　　怎样才能健康长寿呢？世界卫生组织的研究结果显示：个人的健康和寿命，60％取决于自己，15％取决于遗传，10％取决于社会因素，8％取决于医疗条件，7％取决于气候环境的影响。那么个人怎样运用好这60％呢？世界卫生组织于1992年发表的《维多利亚宣言》给了每个人一把健康的金钥匙，即四句话十六个字："合理膳食，适量运动，戒烟限酒，心理平衡。"其中，合理膳食被排在四句话的首位，可见其重要性。合理的膳食营养，可以调动遗传上的优势，调节体内代谢，稳定机体的内环境，从而使衰老的进程减慢，达到祛病延年的目的。这就叫"科学的饮食能吃出健康来"。但你知道吗？牛奶与蜂蜜是膳食中的佳品，既是美味食品又是良药。科学地食用牛奶与蜂蜜，可以给人们带来健康、智慧和力量！

现代营养学认为，牛奶几乎含有人类生长发育的一切必需的营养成分，因此被誉为"白色血液"。这里要特别提出：牛奶是一种富含钙的食品。我国营养学会推荐，钙的每日摄入量：0～6月龄人群为200～1000毫克，7～12月龄人群为350～1500毫克，12月～3岁人群为500～1500毫克，4～6岁人群为600～2000毫克，7～8岁人群为650～800毫克，9～11岁人群为1000～2000毫克，12～14岁人群为1000～2000毫克，15～17岁人群为1000～2000毫克，18岁以上人群为800～2000毫克。根据全国居民营养与健康状况调查结果，我国居民膳食普遍缺钙。长期缺钙容易导致儿童生长发育迟缓、骨软化、骨骼变形等，严重者可致佝偻病。中老年人和孕妇、乳母等人群缺钙则易患骨质疏松症。最有效、最便宜、最便捷的补钙食品就是牛奶。通常每100克普通纯牛奶中含有100毫克左右的钙，高钙牛奶的钙含量则更加丰富，能超出普通纯牛奶的25%。此外，牛奶中的钙以脂溶性钙为主，机体较容易吸收。牛奶中的蛋白质主要是酪蛋白、乳清蛋白等，对于促进身体的生长发育和维持正常的生理功能都有重要作用，并且这些蛋白质能在人体内被分解为小分子的氨基酸和肽，从而更容易被人体吸收利用，消化率达95%以上。其所含的20多种氨基酸中包含人体必需的8种氨基酸。牛奶中的乳脂肪是高质量的脂肪，其中的脂肪酸组成包括油酸、亚油酸、亚麻酸等多种对人体有益的脂肪酸，而且含有大量的脂溶性维生素。牛奶中的矿物质和微量元素大多是溶解状态的，这些矿物质元素范围广、含量高、比例适合人体需要，特别是钙、磷的比例较合适，很容易被人体消化吸收。也许正是由于这些原因，牛奶才会成为世界公认的营养保健佳品，被大众誉为"最接近完美的食物"。

蜂蜜是蜜蜂从植物花朵上采集花蜜，经过酿制而成的一种天然食用佳品，具有很高的营养价值，誉满全球。印度人把蜂蜜视为"使人愉快和保持青春的良药"，俄罗斯人称蜂蜜为"大自然赠予人类的贵重礼物"。蜂蜜不仅味道甜美，营养丰富，而且是治疗多种疾病的良药，被誉为"健康之友"。中医认为，蜂蜜味甘、性平，归肺、脾、大肠经，具有润肺补中，润燥滑肠，清热解毒，缓中止痛等功效，可用于脘腹虚痛，肺燥干咳，肠燥便秘，解乌头类药毒等；外用能生肌敛疮，治疮疡不敛，水火烫伤等。蜂蜜在营养保健、美容护肤、抗衰防病等方面应用广泛。从内科到外科、从皮肤科到眼科、从妇产科到小儿科，都可大显身手，中药的炮制更是少不了蜂蜜。

为了让大家更多地了解牛奶和蜂蜜的医疗保健知识，本书从牛奶和蜂蜜的营养成分、健康功效、食用宜忌及调养食疗方等几个方面进行讲述，希望大家从中获益。

目 录

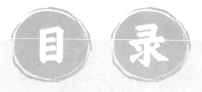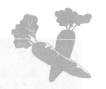

牛奶

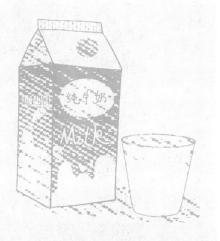

蜂蜜

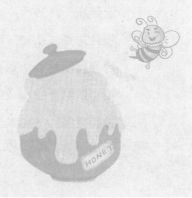

牛奶

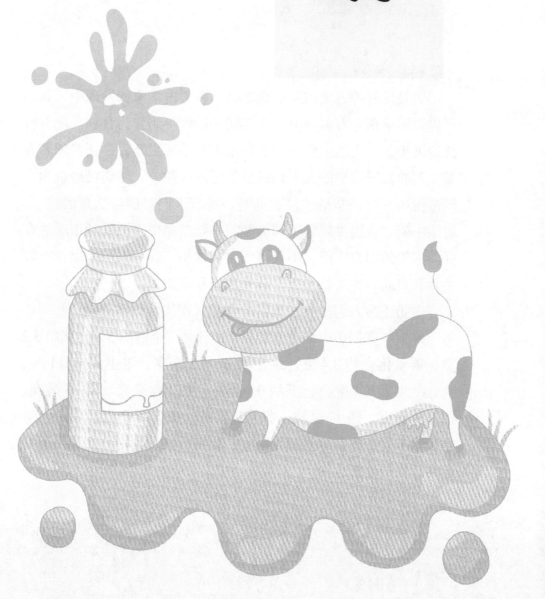

营养成分

　　牛奶是一种古老的天然乳制品，在考古学家的发现中，我们可以得知早在一万多年前，人类就开始将牛奶作为食物。随着科技的进步，牛奶的生产和加工技术也在不断更新，牛奶伴随着人类文明的发展逐渐融入人们的日常生活。如今，牛奶已经成为全球范围内广泛消费的食品，同时，随着人们对健康饮食的追求，脱脂牛奶、有机牛奶等不同类型的牛奶产品也逐渐受到市场的青睐。牛奶的用途广泛，不仅可以直接饮用，还可以用来制作各种美食和甜品，如牛奶小方、港式甜点双皮奶等。

　　牛奶还为人们提供了丰富的营养，现代营养学测定：

　　每 100 克牛奶中约含有能量 226 千焦、蛋白质 3 克、脂肪 3.2 克、碳水化合物 3.4 克、维生素 B_1 0.03 毫克、维生素 B_2 0.14 毫克、维生素 C 1 毫克、烟酸 0.1 毫克、钙 104 毫克、磷 73 毫克、钾 109 毫克、镁 11 毫克、铁 0.3 毫克、锌 0.42 毫克。总之，牛奶营养丰富，并且容易消化吸收、物美价廉、食用方便，是男女老幼皆宜的理想食物。

健康功效

　　牛奶是世界公认的保健食品,随着人们生活质量的不断提高,牛奶不再只是婴幼儿的辅助食品和老弱病残人群的营养滋补品,而成为广大群众增强体质、维持健康的主要食品之一。牛奶主要有以下健康功效:

　　● 促进骨骼健康。牛奶富含钙和维生素 D,这两种营养素对骨骼健康至关重要。钙有助于骨骼的形成和生长,而维生素 D 则有助于身体对钙的吸收和利用。因此,青少年长期喝牛奶有利于骨骼发育,老年人长期喝牛奶有利于预防骨质疏松症。

　　● 促进肌肉生长。牛奶中的蛋白质是肌肉生长和修复的重要来源,对于运动员和经常进行体育锻炼的人来说,饮用牛奶有助于促进肌肉的生长和恢复。

　　● 改善睡眠质量。牛奶中的色氨酸可以转化为影响情绪及睡眠的 5- 羟色胺与褪黑素,这两种物质有助于促进睡眠和改善睡眠质量。睡前喝一杯热牛奶,可以镇静安神,使人舒适入眠,特别是对长期睡眠质量较差的人群有益。

　　● 美容养颜。牛奶中的维生素 A 和维生素 B 有助于维护皮肤的健康,直接用牛奶按摩洗脸,可防止皮肤干燥和老化,使皮肤更白皙，并保持光滑和弹性。

● 缓解疲劳。牛奶中的牛磺酸、锌、卵磷脂等成分可以作用于神经系统，起到增强大脑活力、激化脑细胞的作用，有利于舒缓精神紧张，缓解身体疲劳，提高大脑的工作效率，使身心放松。

● 健脑益智。牛奶中的营养成分进入体内后，可以促进脑部细胞的发育和功能的完善，在一定程度上可以提高人的记忆力，对智力的发育也有一定帮助。

● 增强免疫力。牛奶中的蛋白质、维生素和矿物质等有助于增强人体的免疫力，提高身体对疾病的抵抗力。

食用宜忌

我们大家在饮用牛奶时一定要注意：

● 不要空腹喝牛奶。空腹喝牛奶会加重胃肠道的负担，稀释胃液，影响食物消化吸收，并会刺激胃肠道黏膜，导致腹胀、腹泻等，特别是本身患有胃肠道疾病的人，更应注意。建议在喝牛奶前吃点东西或边吃东西边饮用。

● 不要喝生牛奶。牛奶如果未经适当的处理和消毒，其中含有的病原体可能对人体健康造成严重威胁。在购买牛奶时，应选择正规渠道，以确保牛奶的质量和安全。

不要将牛奶与酸性食物混合。牛奶中的钙可能会与酸性食物中的有机酸相结合，产生沉淀，这不仅影响钙质的吸收，还可能导致消化不良或腹泻。

注意乳糖不耐受。部分人群可能缺乏分解乳糖的乳糖酶，饮用牛奶后会出现腹泻、腹胀等症状。这类人群可以选择无乳糖的牛奶或发酵乳。在饮用牛奶之前，最好根据自己的身体情况和营养需求来决定是否适合饮用。

注意过敏反应。对牛奶中的蛋白质过敏的人群应避免饮用牛奶，以免出现皮肤红肿、瘙痒、呼吸困难等过敏症状。

加热温度不宜过高。加热牛奶时，如果温度过高，会使牛奶当中的蛋白质受损，不仅破坏牛奶的营养成分，也容易形成沉淀物，不利于身体的吸收。

不要用牛奶服药。牛奶中含有钙质、蛋白质、磷酸盐等成分，这些成分可能与药物发生化学反应，形成非水溶性物质，进而影响药效。例如，如果和铁剂一起服用，钙质和铁离子会竞争蛋白质，影响到铁剂的吸收。因此，在服药前后1小时最好避免饮用牛奶。

调养食疗方

骨质疏松症

妙方一 **牛奶麦片粥**

〔材料〕牛奶 300 毫升，麦片 120 克，白糖 20 克，精盐、黄油各适量。

〔做法〕麦片放入锅中，加适量温水泡发，再加水，用大火煮沸，改小火煮至麦片烂熟，加入牛奶，煮沸后离火，再加入白糖、精盐、黄油搅匀，呈稀粥状即成。

〔大夫叮嘱〕本方具有补益气血、壮骨强身的功效，适用于骨质疏松症、骨软骨病等。

妙方二 **牛奶炒蟹肉**

〔材料〕牛奶 250 毫升，螃蟹 2 只，鸡蛋 1 枚，淀粉、精盐、油各适量。

〔做法〕将螃蟹蒸熟，取出蟹肉。鸡蛋取蛋清，加牛奶、淀粉和精盐，搅拌均匀。锅中放油，油热时倒入牛奶蛋清液，用中火炒至凝固，加入蟹肉炒匀即可。

〔大夫叮嘱〕螃蟹含有丰富的钙、磷、卵磷脂等营养物质，与牛奶搭配，更有补钙壮骨、健脑强身的功效。适用于骨质疏松症、骨软骨病、记忆力减退、健忘等。

妙方三　牛奶西红柿

〔材料〕牛奶 250 毫升，西红柿 200 克，小米粉、精盐、花生油、香油各适量。

〔做法〕牛奶与小米粉调成稠芡汁备用。西红柿洗净、去皮、切成小块，将适量花生油放锅内烧热，加西红柿炒片刻，然后加适量水，用大火煮沸，加精盐，搅匀，待熟后，再对入牛奶小米粉芡汁搅匀，待汁煮浓稠时，淋上香油，离火即成。

〔大夫叮嘱〕本方可补钙、补中益气、益精活血，适用于骨质疏松症、体质虚弱。

妙方四　牛奶蜂蜜饭

〔材料〕牛奶 200 毫升，大米 100 克，蜂蜜适量。

〔做法〕大米淘洗干净，加入牛奶、蜂蜜，搅拌均匀，上笼蒸至米熟即成。

〔大夫叮嘱〕本方具有补钙壮骨、健体强身的功效。适用于骨质疏松症、佝偻病、营养不良、发育迟缓等。

妙方五　牛奶山药芝麻粥

〔材料〕牛奶 250 毫升，山药 50 克，黑芝麻 50 克，大米 100 克，玫瑰糖、冰糖各适量。

〔做法〕山药洗净，去皮，切成小块。黑芝麻洗净，沥干水分，炒香，捣碎。大米洗净入锅，加适量水，置大火上煮沸，放入山药块，用小火煮至米烂粥稠。将捣碎的黑芝麻加入牛奶内，调成糊状，然后倒入粥内，边加边搅匀，待煮沸后再加入玫瑰糖、冰糖，搅匀溶化后稍煮即成。

〔大夫叮嘱〕食用本方有补钙健脑、乌发壮骨的功效。适用于骨质疏松症、腰酸腿痛、须发早白、健忘、失眠等。

妙方六 牛奶水果赤豆粥

〔材料〕牛奶250毫升，苹果1个，香蕉2根，大米、小米、赤小豆、莲子、核桃仁、花生仁、白糖各适量。

〔做法〕赤小豆、花生仁用清水泡软，莲子、大米、小米、核桃仁淘洗干净，与赤小豆、花生仁一起放入锅内，加水适量，用大火煮开，改小火煮成稠粥，放入牛奶搅匀，煮沸后加入去皮去核、切成小块的苹果和去皮切段的香蕉，搅拌均匀，离火后加入白糖调味即成。

〔大夫叮嘱〕常食本方有强筋壮骨、延年益寿、增强记忆力等功效。适用于骨质疏松症、更年期综合征、神经衰弱、未老先衰等。

妙方七 牛奶蛋黄橙汁饮

〔材料〕牛奶200毫升，橙子1个（约80克），熟鸡蛋黄1个，蜂蜜10毫升，碎冰糖适量。

〔做法〕橙子洗净，去皮、核，榨成汁。鸡蛋黄压磨成泥。先将牛奶放入锅中，用大火煮沸，然后将橙汁、蛋黄泥、碎冰糖一起加入牛奶内，搅拌，离火后再加入蜂蜜调匀即成。

〔大夫叮嘱〕长期饮用本方可补钙、维生素、微量元素等，从而增强体质，提高机体免疫力及抗病能力。适用于骨质疏松症、心脑血管病与体虚过劳等的防治。

妙方八 **牛奶大枣糊**

〔材料〕牛奶 250 毫升，大枣 10 个，山药 100 克，蜂蜜 20 毫升。

〔做法〕大枣去核、洗净。山药研成末，用适量的水调成糊状。先将牛奶与大枣放锅内煮沸，再加入山药糊，边加边搅，用小火煮成糊状即成。

〔大夫叮嘱〕食用时对入蜂蜜调匀，每天 1~2 次。常食本方有补钙、益气补脾、养心安神的功效。适用于骨质疏松症、佝偻病、骨软骨病等。

慢性支气管炎

妙方一 **牛奶杏仁饮**

〔材料〕牛奶 250 毫升，苦杏仁 50 克，白糖适量。

〔做法〕苦杏仁用水泡软，磨浆后放入锅中，用大火煮沸，加入白糖，对入牛奶，搅匀、煮沸即成。

〔大夫叮嘱〕杏仁有祛痰止咳的作用，与牛奶配伍具有补钙、润肺止咳的功效，适用于体虚瘦弱、动辄出汗、咳嗽迁延不愈的支气管炎等。

妙方二 **牛奶大米粥**

〔材料〕牛奶 250 毫升，大米 200 克，苹果 2 个，白糖、葡萄干各适量。

〔做法〕将苹果去皮、核，洗净，切成碎块，葡萄干洗净。大米洗净放锅内，加水适量，用大火煮沸。加入苹果碎块、葡萄干，煮熟后加入牛奶，用小火继续煮沸，再加入白糖，溶化后离火即成。

〔大夫叮嘱〕苹果能润肺止咳祛痰，葡萄干补益气血、缓解疲劳，与牛奶合用，有止咳润肺、养颜美容的功效。适用于慢性支气管炎、贫血、皮肤干燥等。

妙方三　牛奶草莓酱炒鸡蛋

〔材料〕牛奶100毫升，鸡蛋4枚，草莓酱100克，精盐、葱花、精炼植物油各适量。

〔做法〕将鸡蛋打入碗内，加入牛奶、葱花、精盐，用筷子搅成糊状。炒锅内放精炼植物油，烧至七成热时，将鸡蛋糊倒入锅内，用小火将鸡蛋糊摊成圆饼，将草莓酱放在圆饼中间，将两端折起成椭圆状，翻过面，煎至金黄色即成。

〔大夫叮嘱〕草莓酱生津止渴，与牛奶、鸡蛋合用，有滋阴润肺、益气补血的功效。适用于慢性支气管炎、慢性咽炎、慢性胃炎等。

妙方四　牛奶杏仁羹

〔材料〕牛奶250毫升，甜杏仁150克，玉米粉150克，白糖50克，柠檬酸1克。

〔做法〕甜杏仁去皮洗净，捣成泥，与牛奶、玉米粉调成糊状，放入锅中，用小火煮沸，不断搅拌，熟时再加入白糖、柠檬酸搅匀，待白糖溶化后，倒入容器，冷却后置冰箱内，约2小时后即可取出食用。

〔大夫叮嘱〕本方可当点心食用。杏仁有化痰止咳、降肺气、润肠的作用。与牛奶合用，具有通肠润便、止咳平喘的功效。适用于慢性支气管炎、支气管哮喘、习惯性便秘等。

妙方五 牛奶枇杷薏苡仁粥

〔材料〕牛奶250毫升,枇杷200克,薏苡仁50克,大米100克,白糖适量。

〔做法〕枇杷洗净,去皮、核,切成片备用。大米、薏苡仁淘洗干净后放入锅中,加水适量,用大火煮沸,改小火煮成稠粥,加入牛奶、枇杷片并搅匀,待煮沸后,加入白糖调味即成。

〔大夫叮嘱〕常食本方具有清热润肺、补钙壮骨等功效。适用于慢性支气管炎、支气管哮喘、慢性咽炎、骨质疏松症、更年期综合征等。

妙方六 牛奶枇杷银耳羹

〔材料〕牛奶250毫升,枇杷200克,银耳20克,白糖、淀粉各适量。

〔做法〕枇杷洗净,去皮、核,切成薄片备用。银耳用温水泡发,洗净。将银耳放入锅中,加适量水,用大火煮开后,改小火将银耳煮至黏滑,加入枇杷片,再煮数分钟。牛奶与淀粉搅拌成糊,倒入锅内,边倒边搅,待煮沸后放入白糖调味即成。

〔大夫叮嘱〕常食本方具有益气和胃、润肺生津的功效。适用于慢性支气管炎、慢性胃炎、痤疮等。

妙方七 牛奶百合花生粥

〔材料〕牛奶250毫升,百合50克,花生仁50克,大米200克,蜂蜜适量。

〔做法〕大米、百合、花生仁一块洗净,放入锅中,加适量水,用大火煮沸后，改小火煮粥，粥熟后加入牛奶，边加边搅，待煮沸后离火，加入适量蜂蜜调匀即成。

〔大夫叮嘱〕常食本方具有止咳祛痰、养心安神的功效。适用于慢性支气管炎、肺结核、动脉硬化、高血压等。

妙方八 牛奶草莓雪梨饮

〔材料〕牛奶250毫升，草莓150克，雪梨1个，白糖、淀粉各适量。

〔做法〕草莓择洗干净，加入白糖，捣搅成泥状备用。雪梨洗净，去皮、核，切片，捣泥，与草莓泥拌匀。牛奶与淀粉对成芡汁，放入锅中，置小火上煮至微沸，离火后加入草莓雪梨泥，搅拌均匀即成。

〔大夫叮嘱〕常食本方具有生津润肺、补钙壮骨、降血压、降血脂的功效。对慢性支气管炎合并高血压、肥胖症患者有很好的保健作用。

妙方九 牛奶杏仁杞子饮

〔材料〕牛奶250毫升，苦杏仁30克，枸杞子10克，蜂蜜20毫升。

〔做法〕苦杏仁用沸水浸泡，剥去皮、尖，烘干，研成细末。牛奶、杏仁末、枸杞子混合均匀，置入锅内，加适量水，用大火煮沸后，小火再煮2~3分钟，离火后加入蜂蜜调味即成。

〔大夫叮嘱〕常食本方具有补虚润肺、降血压、降血脂、补钙强身的功效。适用于慢性支气管炎、肺结核、高血压、高脂血症等。

糖尿病

妙方一 牛奶南瓜饼

〔材料〕牛奶200毫升，糯米粉500克，南瓜200克，豆沙100克，精盐、植物油、味精各适量。

〔做法〕南瓜去皮，洗净，切块，蒸熟，与豆沙搅成泥状备用。糯米粉与精盐、味精混合均匀，再与搅拌均匀的南瓜豆沙泥、牛奶揉均匀，捏成饼形，制成饼坯。平底锅烧热，放植物油，再将饼坯放入，用小火烙至焦黄，饼熟即成。

〔大夫叮嘱〕长期服用牛奶南瓜饼具有降血糖、降血脂、补钙、补中益气的保健作用。适用于糖尿病、高血压、骨质疏松症、动脉硬化、肥胖症等。但应该注意：南瓜多食易上火，热证忌服。热淋患者食后会使小便更为艰涩，甚至灼热疼痛、小便下血等，亦应忌服。

妙方二 鲜奶冬瓜条

〔材料〕冬瓜400克，鲜牛奶200毫升，植物油、精盐、鲜汤、味精、香菜、水淀粉各适量。

〔做法〕冬瓜去皮、瓤，洗净，切成条状备用。香菜择洗干净，切碎待用。锅内放植物油，烧至七成热时，放冬瓜条炒至微软，然后放入鲜汤，加盖焖煮2~3分钟，放入精盐、味精，倒入鲜牛奶搅匀，淋入水淀粉，边淋边不断从一个方向搅拌，然后撒入香菜末，拌匀起锅即成。

〔大夫叮嘱〕冬瓜具有清肺化痰、利湿等作用，与鲜牛奶等制成食品，具有清热解毒、生津润肠、减肥、降血糖、降血压等功效。适用于糖尿病、高血压、单纯性肥胖。

妙方三　奶汁芹菜饮

〔材料〕新鲜芹菜 500 克，鲜牛奶 250 毫升，豆浆 200 毫升。

〔做法〕将新鲜芹菜择洗干净，连根、茎、叶一起在 50~60℃ 开水中浸泡 30 分钟左右取出，切碎，放入榨汁机中快速榨汁，用洁净纱布过滤，收取汁液。菜渣加少许温开水再次榨汁，过滤，合并两次滤液，备用。先将豆浆放入锅中，煮沸 3~5 分钟，然后将芹菜汁倒入煮沸的豆浆中，边倒边搅，待煮沸后，再加入鲜牛奶，不断搅拌，再沸后离火起锅即成。

〔大夫叮嘱〕常食本方具有清热凉血、补钙、降血糖的功效。适用于糖尿病、高血压、动脉硬化等。

妙方四　牛奶蒜苗豆腐

〔材料〕牛奶 200 毫升，豆腐 200 克，蒜苗 100 克，植物油、精盐、花椒水、生姜各适量。

〔做法〕豆腐洗净，切成小块。蒜苗择洗干净，切成 2~3 厘米的段。炒锅中加植物油，烧至六成热时放入生姜稍煎，再加豆腐块、蒜苗翻炒，蒜苗快熟时，加牛奶搅匀，再加花椒水、精盐，煮沸即成。

〔大夫叮嘱〕本方具有解毒、益气补中、补钙、降血糖、降血脂、降血压等功效。适用于糖尿病、高血压、高脂血症、动脉硬化。

妙方五　牛奶生地洋葱饮

〔材料〕鲜牛奶 250 毫升，洋葱 200 克，生地黄 50 克，白糖 10 克。

〔做法〕洋葱去根、皮，与生地黄一起洗净，切碎，同放入家用榨汁机中取汁，盛入碗中备用。鲜牛奶放锅中煮沸，再加入洋葱生地黄汁，搅拌均匀，再煮沸，离火后加入白糖，搅至充分溶化即成。

〔大夫叮嘱〕本方具有清热生津、滋阴止渴、补钙、降血脂、降血糖、降血压等功效。适用于糖尿病、肥胖症、高血压、高脂血症、动脉硬化等。

妙方六　牛奶白萝卜豆浆饮

〔材料〕牛奶200毫升，豆浆100毫升，白萝卜250克。

〔做法〕白萝卜洗净，用开水烫后连皮切碎，置家用榨汁机中取汁。豆浆置锅内煮沸，改小火继续煮3~5分钟，以去除豆腥味，煮时不断搅拌，以防煳锅底。在熟豆浆中分别加入牛奶及白萝卜汁，搅匀，煮沸即成。

〔大夫叮嘱〕本方具有生津止渴、解毒降糖、止咳化痰等功效。适用于糖尿病、慢性支气管炎、慢性咽炎等。

妙方七　牛奶丝瓜烩豆腐

〔材料〕豆腐200克，嫩丝瓜150克，牛奶150毫升，植物油、精盐、味精、姜末、清汤、水淀粉、葱花、香油各适量。

〔做法〕嫩丝瓜去皮，洗净，切块备用。豆腐冲洗干净，切成小块。炒锅置大火上，加植物油，烧至六成热，放入丝瓜块，翻炒至丝瓜发软，加清汤、葱花、姜末、豆腐块，用中火烧至沸，改小火焖3~5分钟，加精盐、味精拌匀，用牛奶和水淀粉勾芡，煮沸，淋上香油即成。

〔大夫叮嘱〕本方具有补钙、降血糖、降血压、生津止渴的功效。适用于糖尿病、高血压、肥胖症等。

妙方八 牛奶焖米饭

〔材料〕牛奶 500 毫升，大米 500 克。

〔做法〕大米淘洗干净，放入锅内，加水 500 毫升，用大火煮沸，改小火煮至大米黏稠时加入牛奶，继续用小火焖至饭熟。

〔大夫叮嘱〕本方具有补钙、益肺肾、生津润肠的功效。适用于糖尿病、高血压、肥胖症、佝偻病、骨质疏松症等。便秘、反胃、肌肤不润者食用后能改善症状；健康人食用后有养生保健之功效。

妙方九 牛奶小米红薯粥

〔材料〕牛奶 200 毫升，小米 50 克，红薯 20 克。

〔做法〕红薯去皮，切成小块。小米淘洗后与红薯块一起放入锅中，加水适量，用大火煮沸，改小火煮粥，粥熟后再加入牛奶搅匀，再次煮沸后离火即成。

〔大夫叮嘱〕红薯中胡萝卜素含量较高，膳食纤维也很丰富，能润肠通便、益气健脾。常食本方具有降血糖、补虚、除热、健脾的功效。适用于各型糖尿病、脾虚胃热、产后病后体虚等。但应注意趁热食用，否则容易引起泛酸、烧心、胀气等不适。

高血压

妙方一 牛奶燕麦粥

〔材料〕牛奶 250 毫升，燕麦片 50 克，白糖适量。

〔做法〕牛奶与燕麦片一起放入锅中，用小火煮沸，加白糖溶化后即成。

〔大夫叮嘱〕长期食用本方具有补钙、降血压、生津润肠、降血脂等功效。适用于高血压、动脉硬化、骨质疏松症、更年期综合征、习惯性便秘等。

妙方二　牛奶花生杏仁饮

〔材料〕牛奶250毫升，花生仁50克，杏仁30克，苹果1个，蜂蜜适量。

〔做法〕花生仁、杏仁洗净，磨成花生杏仁浆备用。苹果去皮、核，捣成泥。牛奶与花生杏仁浆混匀放入锅中，用小火煮沸，加入苹果泥煮沸后离火，再加入蜂蜜搅匀即成。

〔大夫叮嘱〕长期饮用本方具有补钙、降血压、壮骨强身、降血脂、减肥等功效。适用于高血压、高脂血症、动脉硬化、骨质疏松症等。

妙方三　酸奶果羹

〔材料〕酸奶250毫升，浓茶汁30毫升，香蕉肉100克，苹果肉50克，白糖适量。

〔做法〕香蕉肉捣成泥状，苹果肉切成碎末，将二者一起拌入酸奶中，白糖溶化在浓茶汁中，再倒入酸奶中，搅拌均匀即成。

〔大夫叮嘱〕常食本方具有补钙、降血压、健脑强体、润肺滑肠的功效。适用于高血压、动脉硬化、肥胖症、骨质疏松症、神经衰弱、记忆力减退、习惯性便秘等。

妙方四　牛奶蘑菇豆腐汤

〔材料〕牛奶 250 毫升，鲜蘑菇 100 克，豆腐 200 克，精盐、味精、葱花、香菜、植物油、淀粉各适量。

〔做法〕鲜蘑菇去杂，洗净，切片。豆腐冲洗干净，切薄片。香菜切段。锅内放植物油并烧热，加葱花略煎，随后加入豆腐片、蘑菇片、精盐、味精和少许水，烧至豆腐入味。淀粉放入牛奶内搅匀，再加入锅内煮沸，放入香菜段搅匀即成。

〔大夫叮嘱〕食用本方具有降血压、降血糖、健脑的功效。适用于高血压、糖尿病、动脉硬化及癌症的防治。

妙方五　牛奶果蔬汁

〔材料〕牛奶 250 毫升，橘子、苹果各 2 个，胡萝卜 1 根，芹菜 20 克，蜂蜜 30 毫升。

〔做法〕橘子、苹果、胡萝卜、芹菜分别去杂，洗净后榨汁、过滤，取汁液混合均匀备用。牛奶放入锅中，用小火煮沸后离火，加入蜂蜜、果蔬汁搅拌均匀即成。

〔大夫叮嘱〕常食本方具有健脾开胃、生津止渴、降血压、降血脂等功效。适用于高血压、高脂血症、动脉硬化、慢性胃炎、更年期综合征等。

妙方六　牛奶柿子汁饮

〔材料〕牛奶 200 毫升，柿子 2 个，白糖适量。

〔做法〕柿子洗净去蒂，连皮切碎，捣烂，加适量温开水榨汁、过滤，取汁液备用。牛奶放入锅中，用小火煮沸后加入柿子汁，微沸后离火，加入白糖搅拌溶化后即成。

〔大夫叮嘱〕常食本方具有清热解毒、降血压、降血脂的功效。适用于高血压、高脂血症、动脉硬化、肥胖症等。

妙方七 牛奶苦瓜蜂蜜饮

〔材料〕牛奶250毫升，苦瓜100克，蜂蜜20毫升。

〔做法〕苦瓜洗净，去瓤、籽后切成碎末，与牛奶一起放入家用榨汁机中榨成汁，放入锅中，小火煮沸，离火后加入蜂蜜，拌匀即成。

〔大夫叮嘱〕常饮本方具有清心解热、降血压、降血脂的功效。适用于高血压、高脂血症、习惯性便秘等。

妙方八 牛奶西红柿汤

〔材料〕牛奶250毫升，西红柿250克，植物油、香油、精盐、味精、淀粉各适量。

〔做法〕西红柿洗净，放沸水内浸泡后捞出，剥去皮，切成片备用。精盐、味精、淀粉用牛奶搅匀，调成汁备用。植物油放锅内烧七成热，放入西红柿片炒半熟，加水烧开1~2分钟，加入用牛奶调好的汁勾芡，搅匀，淋上香油，出锅即成。

〔大夫叮嘱〕西红柿营养丰富，富含胡萝卜素、B族维生素、维生素C等，还含有钙、磷、铁等元素和能治高血压的芦丁（维生素P）。西红柿还具有养阴清热开胃的作用，常食用本方可起到清热解暑、补钙、降血压的保健作用。适用于高血压、骨质疏松症、中暑等。忌食未成熟的西红柿，因其含有一种有毒物质龙葵素，食用时口腔有苦涩感，还可使人出现恶心、呕吐、头晕、流涎等中毒症状。

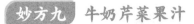

妙方九　牛奶芹菜果汁

〔材料〕牛奶 250 毫升，香蕉 2 根，芹菜 200 克，草莓汁、柠檬汁各 50 毫升，白糖适量。

〔做法〕芹菜择洗干净，茎、叶切成碎末。香蕉去皮，切片，捣泥，加入草莓汁、柠檬汁、芹菜碎末搅拌均匀，放入家用榨汁机中榨汁、过滤，取混合汁备用。牛奶放入锅中，用小火煮沸，加入白糖和混合汁搅拌均匀，微沸即成。

〔大夫叮嘱〕本方营养丰富，可增强牛奶的保健功能，长期饮用具有减肥、降血压、美容固齿的功效。适用于高血压、肥胖症、动脉硬化、皮肤干燥、牙龈炎等。

高脂血症

妙方一　牛奶山药羹

〔材料〕牛奶 200 毫升，山药 200 克，山楂 100 克，淀粉 50 克，鲜汤、味精、精盐、香油各适量。

〔做法〕山药去皮，洗净，剖开，斜切成薄片。山楂去核，洗净，切成薄片。锅内加鲜汤、山药片、山楂片，大火烧开。煮 3~5 分钟后，加味精、精盐、香油搅匀。淀粉加入牛奶内搅匀，放入锅内勾芡，制成羹即成。

〔大夫叮嘱〕常食本方具有健脾消食、降血压、降血脂、降血糖的功效。适用于高脂血症、动脉硬化、冠心病、糖尿病。

妙方二　牛奶鸭梨果羹

〔材料〕牛奶 200 毫升，鸭梨 250 克，橘子、苹果、香蕉各 50 克，淀粉、白糖各适量。

〔做法〕牛奶与淀粉调成芡汁备用。鸭梨、橘子、苹果分别洗净，去皮、核，切丁。香蕉去皮，切丁。锅内加入清水和各种果丁，用中火煮沸 2~3 分钟，加白糖搅拌至充分溶化，再加入芡汁搅匀，微沸出锅即成。

〔大夫叮嘱〕常食本方具有降血脂、降血压、滋阴护肝的功效。适用于高脂血症、高血压、脂肪肝、慢性肝炎等。

妙方三　牛奶西瓜皮粥

〔材料〕牛奶 250 毫升，西瓜皮 100 克，大米 100 克，白糖适量。

〔做法〕西瓜皮洗净，削去外表硬皮，切成丁。大米淘洗干净，与西瓜皮丁一起放入锅中，加水适量，用大火煮沸，小火煮粥，待米熟且汁快干时，加入牛奶煮沸，再加白糖不断搅拌，待白糖全部溶化，稍煮即成。

〔大夫叮嘱〕常食本方具有降血脂、降血压、清热解毒、利水消肿等功效。适用于高脂血症、高血压、中暑、营养不良性水肿、慢性肾炎等。

妙方四　牛奶山楂核桃饮

〔材料〕牛奶 250 毫升，山楂片 50 克，核桃仁 100 克，白糖适量。

〔做法〕山楂片洗净，烘干，研成细末。核桃仁洗净，温水浸泡 1~2 小时，磨浆。牛奶放入锅中，用小火煮沸，对入核桃浆、山楂末，搅匀至沸，离火后加入白糖溶化即成。

〔大夫叮嘱〕常饮本方具有降血脂、降血压、健脾、补钙的功效。适用于高脂血症、高血压、骨质疏松症、功能性胃肠病等。

妙方五　酸奶苹果饮

〔材料〕酸奶250毫升，苹果1个，蜂蜜适量。

〔做法〕苹果洗净，去皮、核，捣碎搅成泥糊状，与酸奶混合后，加入蜂蜜搅拌均匀即成。

〔大夫叮嘱〕常饮本方具有健体补虚、降血脂、降血压的功效。适用于高血压、高脂血症、肥胖症、冠心病、动脉硬化等。

妙方六　牛奶大蒜糯米粥

〔材料〕牛奶200毫升，大蒜50克，糯米100克。

〔做法〕大蒜去皮、洗净，切碎末备用。糯米淘洗干净，放入砂锅中，加适量水，用大火煮沸，改小火煮成稠粥，再加入牛奶与大蒜末，煮沸后即成。

〔大夫叮嘱〕常食本方具有健脾补虚、降血脂、降血压、补钙等功效。适用于高脂血症、脂肪肝、高血压、动脉硬化。

妙方七　牛奶山楂粥

〔材料〕牛奶200毫升，山楂片20克，糯米100克。

〔做法〕山楂片与糯米分别洗净，一起放入锅中，加水适量，用大火煮沸，改小火煮粥，粥熟后加入牛奶搅匀，再煮沸即成。

〔大夫叮嘱〕常食本方具有健身补钙、降血脂、降血压等功效。适用于高脂血症、高血压、动脉硬化等。

妙方八　牛奶绿豆粥

〔材料〕牛奶200毫升，绿豆50克，糯米100克。

〔做法〕绿豆洗净，用温水浸泡30分钟备用。糯米淘洗干净，然后与浸泡好的绿豆一起放入锅中，加水适量，用大火煮沸，改小火煮成粥，再加入牛奶搅拌均匀，煮沸即成。

〔大夫叮嘱〕常食本方具有清热解毒、降血脂、降血压、补钙、利尿等功效。适用于高脂血症、高血压、动脉硬化等。

动脉硬化

妙方一 牛奶西瓜子仁粥

〔材料〕牛奶250毫升，西瓜子仁50克，糯米100克，白糖适量。

〔做法〕西瓜子仁去杂，用小火炒香备用。糯米淘洗干净，放入锅中，加水适量，用大火煮沸，改小火煮成稠粥，待米汁快干时加入牛奶、炒西瓜子仁搅匀，煮沸，离火后加入白糖，不断搅拌至溶化即成。

〔大夫叮嘱〕常食本方具有滋阴补虚、降血脂、降血压、防止血管硬化的功效。适用于动脉硬化、高血压、冠心病、单纯性肥胖等。

妙方二 牛奶柿泥蜜枣饮

〔材料〕牛奶250毫升，柿子1个，蜜枣5个，白糖适量。

〔做法〕柿子洗净，去皮、蒂、籽，捣成泥。蜜枣洗净，去核，煮烂，熬成糊状。牛奶放入锅中，用小火煮沸，加白糖搅拌至溶化，再加入柿泥、蜜枣糊，搅匀煮沸即成。

〔大夫叮嘱〕常食本方具有清热健脾、降血脂、降血压的功效。适用于动脉硬化、高脂血症、高血压、更年期综合征等。

妙方三　牛奶香蕉汁

〔材料〕牛奶200毫升，香蕉汁100毫升，蜂蜜适量。

〔做法〕牛奶放入锅中，用小火煮沸，加香蕉汁搅拌，再煮至微沸离火，再加蜂蜜搅拌均匀即成。

〔大夫叮嘱〕常饮本方具有益气生津、降脂、降压与减肥的功效。适用于动脉硬化、高血压、肥胖症、更年期综合征等。

妙方四　牛奶蘑菇粥

〔材料〕水发蘑菇200克，牛奶200毫升，小米150克，葱花、姜末、精盐、味精、香油各适量。

〔做法〕将水发蘑菇去杂，洗净，撕成碎片。将小米淘洗干净，与蘑菇片一起放入锅中，加水适量，用大火煮沸，改小火煮至小米烂熟，再加入牛奶、葱花、姜末、精盐、味精搅匀，煮沸后淋入香油即成。

〔大夫叮嘱〕常食本方具有健脾补虚、降血脂、降血压、抗癌的功效。适用于动脉硬化、高血压、高脂血症及胃癌早期的防治。

妙方五　牛奶黑木耳炖豆腐

〔材料〕牛奶200毫升，豆腐200克，黑木耳20克，猪肉100克，植物油、精盐、味精、料酒、鲜汤、花椒、豆瓣酱、淀粉各适量。

〔做法〕黑木耳泡发，去杂洗净，切成小块。猪肉洗净后切碎，加料酒、精盐拌匀。豆腐洗净，切成丁。淀粉用牛奶调成茨汁。锅置大火上，加植物油，烧至五成热，放入花椒炸香，捞出扔掉，油锅内放猪肉末、黑木耳块、豆瓣酱翻炒，出香味后加入鲜汤、豆腐丁、精盐，改小火炖15~20分钟，用牛奶调好的淀粉勾茨，加入味精，充分炒匀后出锅即成。

〔大夫叮嘱〕常食本方具有降血脂、降血压、活血补钙、散瘀通络的功效。适用于动脉硬化、高血压、高脂血症、骨质疏松症等。

妙方六　牛奶豆浆草莓汁

〔材料〕牛奶 200 毫升，豆浆 150 毫升，鲜草莓 80 克，蜂蜜 10 毫升，柠檬汁 10 毫升。

〔做法〕鲜草莓洗净，去蒂，再用温开水反复冲洗干净，放入家用榨汁机中榨汁过滤备用。豆浆放入锅中，用小火煮沸 3～5 分钟，然后放入牛奶、草莓汁、柠檬汁搅拌均匀，煮沸后离火，再加入蜂蜜搅匀即成。

〔大夫叮嘱〕本方富含维生素 C、高蛋白、亚油酸、卵磷脂等，具有补钙壮骨、降血脂、降血压、减肥等功效。适用于动脉硬化、高血压、高脂血症、肥胖症、骨质疏松症、佝偻病等。

妙方七　鲜玉米奶饮

〔材料〕鲜嫩玉米粒 100 克，牛奶 250 毫升，红糖 20 克。

〔做法〕鲜嫩玉米粒洗净，捣烂成泥状。将玉米泥加水放入锅内并搅匀，小火煮 30 分钟左右，过滤取汁。玉米汁加牛奶煮沸，再加入红糖拌匀，离火即成。

〔大夫叮嘱〕常食本方具有健脾和胃、补钙、降血脂、降血压等功效。适用于动脉硬化、高脂血症、脂肪肝等。

妙方八　牛奶豆浆芹菜西瓜皮汁

〔材料〕牛奶 200 毫升，豆浆 200 毫升，西瓜皮 300 克，芹菜 100 克,白糖适量。

〔做法〕西瓜皮洗净,切成碎块。芹菜去杂,洗净,放入温开水中浸泡 5～10 分钟,捞出,切成碎末。西瓜皮碎块与芹菜碎末放入家用榨汁机内榨汁,过滤备用。豆浆用小火煮沸 3～5 分钟,然后加入牛奶、西瓜皮与芹菜的混合汁,并搅拌均匀,煮沸后加入白糖,搅拌至白糖溶化,离火即成。

〔大夫叮嘱〕常饮本方具有降血脂、降血压、滋阴润燥、生津止渴的功效。适用于动脉硬化、高血压、更年期综合征等。

妙方九　牛奶豆浆玉米糊

〔材料〕牛奶 250 毫升,豆浆 200 毫升,玉米面 50 克,精盐、味精各适量。

〔做法〕玉米面用适量水调成糊状备用。将豆浆放入锅中,用小火煮沸 3～5 分钟,边搅拌边加入玉米面糊,用小火煮沸 3~5 分钟,再加入牛奶、精盐、味精,煮沸即成。

〔大夫叮嘱〕常食本方具有补钙、降血糖、降血脂、降血压的功效。适用于动脉硬化、高血压、糖尿病、脂肪肝等。

冠心病

妙方一　牛奶香蕉藕粉羹

〔材料〕牛奶 250 毫升,香蕉 200 克,白糖、藕粉各适量。

〔做法〕香蕉去皮捣成泥,加入白糖拌匀。藕粉用冷水调制成芡汁备用。牛奶放入锅中,用小火煮沸,加入香蕉白糖泥拌匀,煮沸。再用藕粉芡汁勾芡,煮沸离火即成。

〔大夫叮嘱〕常食本方可健脾养胃、补钙、降血脂、降血压、润肠等。适用于冠心病、高血压、肥胖症、习惯性便秘等。

妙方二　牛奶蘑菇焖豆腐

〔材料〕牛奶 200 毫升，鲜蘑菇 150 克，豆腐 200 克，植物油、精盐、味精、姜末、葱花各适量。

〔做法〕鲜蘑菇择洗干净，去蒂，切成片。豆腐洗净，切成丁。植物油放入锅内，烧至八成热时，放入姜末、葱花炒香，加鲜蘑菇片、豆腐丁翻炒，加牛奶和适量水煮沸，改小火焖 2 ~ 3 分钟至熟，用精盐、味精调味即成。

〔大夫叮嘱〕常食本方具有补钙、降血脂、防衰老等功效。适用于冠心病、高血压、高脂血症、动脉硬化等。

妙方三　牛奶香菇花生饮

〔材料〕牛奶 250 毫升，香菇 20 克，花生仁 15 克，蜂蜜 20 毫升。

〔做法〕香菇泡发，去蒂，洗净，切碎。花生仁去红衣，用水泡软。碎香菇和泡软的花生仁放入锅内，加水适量，用大火煮沸，小火煮至烂熟，再加入牛奶搅拌，煮沸离火后加入蜂蜜，搅匀即成。

〔大夫叮嘱〕常食本方具有降血脂、降血压，防止动脉硬化及冠心病发作的功效。适用于冠心病、高脂血症、高血压、动脉硬化等。

妙方四　牛奶双耳饮

〔材料〕黑木耳、银耳各 10 克，牛奶 200 毫升，白糖 15 克。

〔做法〕将黑木耳、银耳分别泡发，去蒂，洗净，切碎，放入锅中，加适量水，用大火煮沸，改小火煨 40 ~ 50 分钟，待汤汁浓稠时加入牛奶煮沸，离火后加入白糖，充分搅拌即成。

〔大夫叮嘱〕常食本方具有滋阴润燥、降血脂、补钙、降血压等功效。适用于冠心病、高血压、动脉硬化、肥胖症等。发霉变质银耳切勿食用，变质银耳被椰毒假单胞菌污染，人食后会中毒，表现为头痛、头晕、恶心、呕吐，甚至大量出血，最后休克。

妙方五　牛奶豆浆莴笋汤

〔材料〕牛奶300毫升，豆浆300毫升，莴笋300克，精盐、味精、熟猪油、姜、葱各适量。

〔做法〕莴笋去皮，洗净，切成粗条。姜洗净，切成片。葱剥去老皮，洗净，切成段。炒锅内放熟猪油，置大火上，烧至七成热，加入姜片、葱段，炒出香味后放入莴笋条、精盐，炒至莴笋八成熟时，拣去姜片、葱段，倒入豆浆，小火煮3~5分钟，再加入牛奶煮沸，最后加入味精调味即成。

〔大夫叮嘱〕本方具有降血压、软化血管、强筋壮骨、补钙、解暑等功效。适用于冠心病、高血压、动脉硬化、肥胖症等。血脂高的患者，可把熟猪油换成花生油。

妙方六　牛奶炖豆腐

〔材料〕牛奶200毫升，豆腐200克，大蒜100克，姜、精盐、味精、花生油各适量。

〔做法〕大蒜去皮，洗净，切成片。豆腐洗净切成丁。花生油放锅内，烧至七成热，放入姜片炒香，再放入豆腐、大蒜翻炒，加入精盐，炒至七成熟后，加适量水，煮沸3~5分钟，然后加入牛奶煮沸，再加入味精调味即成。

〔大夫叮嘱〕常食本方具有降血脂、降血压、降血糖、健体强身的功效。适用于冠心病、高血压、高脂血症、高血糖等。因大蒜能刺激胃黏膜分泌胃酸，故消化性溃疡、慢性胃炎及胃酸过多者不宜多食。

妙方七 牛奶黑木耳瘦肉汤

〔材料〕牛奶 200 毫升，黑木耳 20 克，猪瘦肉 50 克，姜片、大蒜、花生油、精盐、味精各适量。

〔做法〕黑木耳泡发，去杂质，洗净。猪瘦肉切成肉丝。花生油放锅内烧至七成热，姜片放入锅内炒香，放入猪瘦肉丝、精盐、黑木耳翻炒，猪瘦肉丝七成熟后，再加入大蒜、适量水，小火煮 30 分钟，最后放入牛奶煮沸，加味精调味即成。

〔大夫叮嘱〕常食本方可降低血液黏稠度、软化血管、活血通络，对冠心病与动脉硬化有很好的防治效果。适用于冠心病、动脉硬化、高脂血症、糖尿病等。

肥胖症

妙方一 牛奶热蜜茶

〔材料〕牛奶 200 毫升，蜂蜜、茶叶各适量。

〔做法〕茶叶用开水泡好备用。牛奶放入锅中，小火煮沸后离火，加入泡好的热茶水 100 毫升，对入蜂蜜搅匀即成。

〔大夫叮嘱〕常饮本方具有消食健脾、生津止渴、降血脂、减肥等功效。适用于肥胖症、高血压、高脂血症、动脉硬化、食欲减退等。但不宜晚上饮用，否则可能影响睡眠。

妙方二 **葱汁牛奶饮**

〔材料〕牛奶 250 毫升，葱汁 20 毫升，蜂蜜适量。

〔做法〕牛奶、葱汁混合搅匀，放入锅中，置火上煮沸，离火后对入蜂蜜，搅拌均匀即成。

〔大夫叮嘱〕常饮本方具有补钙、通便、减肥的功效。适用于肥胖症、高脂血症、动脉硬化、便秘等。

妙方三 **牛奶荠菜豆腐羹**

〔材料〕牛奶 300 毫升，荠菜 200 克，豆腐 200 克，精盐、味精、姜丝、胡椒粉、水淀粉、花生油、香油各适量。

〔做法〕荠菜去杂洗净，切成段。豆腐用水煮后，切成厚片。花生油置锅内烧七成热，放入豆腐片、荠菜段、姜丝、精盐翻炒，然后加入适量水、胡椒粉，煮沸 3~5 分钟，再加入牛奶煮沸，用水淀粉勾芡，撒入味精，淋入香油，煮沸即成。

〔大夫叮嘱〕食用本方具有补钙、降血脂、降血压、润肤、减肥的功效。适用于肥胖症、高血压、高脂血症、骨质疏松症等。健康人常食可健体强身，增强抗病能力，提高免疫力。

妙方四 **牛奶玉米苹果糊**

〔材料〕牛奶 200 毫升，玉米粉 100 克，苹果 2 个，白糖适量。

〔做法〕苹果洗净，去皮、核，切碎。玉米粉用水调成稠糊状。锅置火上，加适量水、苹果碎粒煮沸，将玉米糊边搅边加入锅内，待沸后再加入牛奶搅拌，煮沸后离火，加入白糖，不断搅拌至白糖全部溶化即成。

〔大夫叮嘱〕常食本方有减肥、降血脂、降血压、健脑的功效。

适用于单纯性肥胖、高脂血症、高血压、失眠、记忆力减退等。

妙方五　牛奶海带羹

〔材料〕牛奶250克，海带50克，淀粉、精盐、味精、香油各适量。

〔做法〕海带泡软，洗净，切碎。将切碎的海带放入锅内，倒入适量水，用大火煮沸，改小火煮至海带熟。淀粉与牛奶调成芡汁，边搅边倒入锅内，放入精盐、味精，煮沸后淋上香油即成。

〔大夫叮嘱〕常食本方具有补钙、降血脂、减肥、治便秘等功效。适用于肥胖症、动脉硬化、骨质疏松症、便秘等。

妙方六　牛奶黄瓜豆浆

〔材料〕嫩黄瓜400克，牛奶200毫升，豆浆200毫升，大蒜10克。

〔做法〕将嫩黄瓜洗净，切片，放家用榨汁机中榨成汁，用洁净纱布过滤，取汁。大蒜洗净捣成泥。将豆浆放入锅中煮沸，用小火煮3~5分钟，分别对入牛奶、黄瓜汁调匀煮沸，放入大蒜泥搅匀即成。

〔大夫叮嘱〕常食本方具有补钙、补钾、降血脂、降血糖、减肥等功效。适用于单纯性肥胖、高脂血症、糖尿病等。

妙方七　牛奶玉瓜香蕉饮

〔材料〕牛奶200毫升，香蕉400克，西瓜皮400克，玉米须50克，山楂25克，白糖25克。

〔做法〕香蕉去皮，切成厚片备用。西瓜皮洗净，切成小块。玉米须、山楂洗净，与西瓜皮块一起放入锅中，加水适量，用大火煮沸，再改小火煮 15 ~ 20 分钟，取汁 100 毫升，与牛奶一起倒入锅中煮沸，加入香蕉片、白糖，搅拌至白糖溶化后离火即成。

［大夫叮嘱］常饮本方可补钙、补钾、解暑、降血脂、润肠、利尿、减肥等。适用于肥胖症、心脑血管疾病、骨质疏松症、便秘等。

慢性胃炎

妙方一 牛奶消食饼

［材料］牛奶 150 毫升，面粉 200 克，山楂 150 克，精盐、精炼植物油各适量。

［做法］将山楂去皮、核，洗净，放入锅内，加清水煮烂熟，制成山楂泥。将面粉、山楂泥、牛奶、精盐放入锅中拌匀，加适量温开水，和成软面团，制成大小适中的薄饼坯。平底锅涂上植物油，放入薄饼坯，用中火烙至两面金黄、全部熟透即成。

［大夫叮嘱］常食本方具有和胃健脾、消食化积、降血脂、保肝的功效。适用于慢性胃炎、食欲减退、食积不化、脂肪肝、肝硬化等。

妙方二 牛奶草莓泥

［材料］牛奶 250 毫升，草莓 200 克，白糖适量。

［做法］草莓洗净，去蒂，放入盆中，捣烂成泥状，加入白糖搅匀。牛奶放入锅中，用中火煮沸，加入草莓泥搅匀，煮沸离火即成。

［大夫叮嘱］常食本方具有健脾益胃、强筋壮骨等功效。适用于慢性胃炎、骨质疏松症等。

妙方三　牛奶荔枝粥

〔材料〕牛奶 200 毫升，荔枝肉 10 个，大米 100 克，白糖适量。

〔做法〕荔枝肉洗净，切块。大米淘洗干净，放入锅中，加水适量，用大火煮沸，小火煮成稠粥，然后加入牛奶、荔枝肉块搅匀再煮沸，放入白糖搅拌均匀，待白糖全部溶化即成。

〔大夫叮嘱〕常食本方具有除烦安神、补益气血、补钙壮骨、健脾止泻的功效。适用于慢性胃炎、慢性肠炎、贫血、月经不调、更年期综合征等。但一次食用过多易使人上火而出现牙龈肿、鼻衄，或使人发生低血糖症，临床上称为"荔枝病"。

妙方四　牛奶香红饮

〔材料〕牛奶 200 毫升，香蕉 2 根，西红柿 100 克，白糖适量。

〔做法〕西红柿洗净、去蒂，切成碎块。香蕉剥皮，切成碎块。西红柿碎块与香蕉碎块放入家用榨汁机中榨汁，过滤并取混合汁 100 毫升备用。牛奶放入锅中，用中火煮沸，对入混合汁搅匀，煮沸后加入白糖，搅拌至充分溶化，离火即成。

〔大夫叮嘱〕常饮本方有健脾生津、补钙、降血压的保健作用。适用于慢性胃炎、暑热症、高血压、骨质疏松症等。

妙方五　牛奶藕汁饮

〔材料〕鲜莲藕 150 克，牛奶 200 毫升，白糖 15 克。

〔做法〕将鲜莲藕洗净，连皮切碎，捣烂，加入凉开水，放家用榨汁机中快速榨汁，用洁净纱布过滤，取汁约 200 毫升。牛奶与鲜藕汁放锅内，用中火煮沸，加入白糖，充分溶化后即成。

〔大夫叮嘱〕常饮本方具有滋阴润燥、清热解毒的功效。适用于慢性胃炎、慢性咽炎、鼻出血、牙龈出血、暑热症等。

妙方六 牛奶柿饼山药粥

〔材料〕牛奶 250 毫升,山药 100 克,大米 100 克,柿饼 50 克,白糖适量。

〔做法〕山药去皮,洗净,切成丁。柿饼洗净,切碎。大米淘洗干净,放入锅中,加适量水,用大火煮沸,小火煮成稠粥,加入山药丁、柿饼粒,搅拌均匀,煮沸 2～3 分钟,再加入牛奶煮沸,放入白糖,搅拌至充分溶化,离火即成。

〔大夫叮嘱〕常食本方具有健脾润肺、降血压、止血的功效。适用于慢性胃炎、胃下垂、慢性支气管炎、高血压、痔疮出血等。

妙方七 酸奶草莓苹果饮

〔材料〕酸奶 250 毫升,草莓 150 克,苹果 1 个,蜂蜜适量。

〔做法〕苹果洗净,去皮、核,草莓洗净,与苹果一起捣烂成泥。果泥与酸奶、蜂蜜一起搅拌均匀即成。

〔大夫叮嘱〕常食本方具有开胃健脾、生津除烦、补钙、降血压、降血脂等功效。适用于慢性萎缩性胃炎、厌食症、高血压、高脂血症、骨质疏松症、更年期综合征等。酸奶不宜加热,否则会降低营养价值和影响口感。

妙方八 牛奶米糊粥

〔材料〕牛奶 200 毫升,大米粉 100 克,白糖 15 克。

〔做法〕将大米粉加 200 毫升水,搅成糊状,放锅内用小火煮沸 1～3 分钟,加入牛奶搅拌均匀,继续用小火煮沸,加入白糖搅拌至溶化,离火即成。

〔大夫叮嘱〕本方营养丰富，易于消化，具有健胃润肠、补钙壮骨、强身健体的功效。适用于糜烂性胃炎、消化性溃疡、慢性肝炎、习惯性便秘、骨质疏松症、更年期综合征等。

妙方九 生姜牛奶羹

〔材料〕牛奶250毫升，生姜25克，精盐、味精、香油各适量。

〔做法〕生姜洗净，切碎，放家用榨汁机中榨汁，用洁净纱布过滤取汁。牛奶与生姜汁一起放入锅内，用中火煮沸，加精盐、味精、香油搅匀即成。

〔大夫叮嘱〕常食本方具有温中散寒、健脾止痛的功效。适用于慢性胃炎、胃寒型胃溃疡、呕吐等。

妙方十 白及牛奶饮

〔材料〕牛奶250毫升，白及粉6克，蜂蜜50克。

〔做法〕将牛奶放入锅中，用中火煮沸，离火后放入白及粉及蜂蜜，搅拌均匀即成。

〔大夫叮嘱〕每日早、晚饭前饮用。连服2～3周。常食本方可以益气养胃、化瘀止痛、加速溃疡面的愈合。适用于胃及十二指肠球部溃疡、糜烂性胃炎等。

习惯性便秘

妙方一 牛奶山药黑芝麻粥

〔材料〕牛奶250毫升，山药15克，黑芝麻20克，大米100克，冰糖适量。

〔做法〕山药洗净，去皮，切碎。黑芝麻去杂，炒香。大米、山药洗净放入锅中，加水适量，用大火煮沸，小火煮成稠粥，待米汁快干时，加入牛奶搅匀、煮沸，再加入炒香的黑芝麻，拌匀后稍煮片刻，加入冰糖溶化即成。

〔大夫叮嘱〕常食本方具有润肠通便、健体强身、补血除烦的功效。适用于习惯性便秘、更年期综合征、骨质疏松症等。

妙方二　牛奶蜂蜜饮

〔材料〕牛奶 250 毫升，蜂蜜 30 毫升，黑芝麻 15 克。

〔做法〕黑芝麻去杂，炒香，研成细末。牛奶放入锅中，用中火煮沸，离火后对入蜂蜜搅匀，再撒入黑芝麻末搅匀即成。

〔大夫叮嘱〕常饮本方具有滑肠润燥、健脑强体、益寿延年的功效。适用于老年人和孕产妇便秘，以及失眠、骨质疏松症、更年期综合征等。

妙方三　酸奶水果泥

〔材料〕酸奶 200 毫升，香蕉 2 根，草莓 20 克，桃 2 个，蜂蜜 20 毫升。

〔做法〕香蕉去皮。草莓去杂，洗净。桃洗净，去核。香蕉肉、净草莓、净桃肉放一起捣成泥，加入酸奶中拌匀，再加入蜂蜜搅匀即成。

〔大夫叮嘱〕常食本方具有补钙、补维生素、补蛋白质、强身健体、润肠通便等功效。适用于习惯性便秘、营养缺乏病、高血压、骨质疏松症等。

妙方四　牛奶鸡蛋香蕉饮

〔材料〕牛奶 250 毫升，鸡蛋 1 枚，香蕉 2 根，蜂蜜 20 毫升。

〔做法〕香蕉去皮，切成小块。鸡蛋液打散，调入蜂蜜，搅成蜂蜜鸡蛋糊。牛奶放入锅中，用中火煮沸，加入香蕉块与蜂蜜鸡蛋糊，搅拌均匀，煮沸离火即成。

〔大夫叮嘱〕香蕉与蜂蜜均有润肠通便的作用。鸡蛋营养丰富，具有滋阴润燥、养心安神、益气养血等作用。常食本方具有润肠通便、补钙、降血压、降血脂等功效。适用于习惯性便秘、神经衰弱、高血压、高脂血症、肥胖症等。

妙方五 牛奶煮香蕉苹果

〔材料〕牛奶250毫升，香蕉2根，苹果1个，白糖15克。

〔做法〕香蕉去皮，切成片。苹果洗净，去皮、核，切片。牛奶放入锅中，用中火煮沸后加入香蕉片、苹果片，煮至微沸，放入白糖拌匀，离火即成。

〔大夫叮嘱〕常食本方具有润肠通便、宁神、降血压的功效。适用于习惯性便秘、神经衰弱、高血压、肥胖症等。

妙方六 牛奶果泥蜂蜜饮

〔材料〕牛奶250毫升，香蕉1根，苹果1个，梨1个，蜂蜜20毫升。

〔做法〕香蕉去皮，切片。苹果、梨洗净，去皮、核，切成小块。香蕉片、苹果块、梨块捣成泥。牛奶放入锅中，用中火煮沸，放入果泥，微沸后离火，加入蜂蜜搅拌均匀即成。

〔大夫叮嘱〕果泥营养丰富。常食本方可补充多种维生素、补钙、健脾润肠。适用于习惯性便秘、慢性支气管炎、食欲减退等。健康人饮用后有很好的保健作用。

更年期综合征

妙方一 牛奶姜藕饮

〔材料〕牛奶 200 毫升，姜 15 克，韭菜 30 克，藕 100 克，梨 1 个，蜂蜜 15 毫升。

〔做法〕姜、韭菜、藕洗净，切碎末，梨去皮、核，切碎。将上述果蔬一起放入家用榨汁机内榨汁，纱布过滤备用。牛奶放入锅中，用中火煮沸，加入果蔬汁煮沸，离火后加入蜂蜜搅匀即成。

〔大夫叮嘱〕常饮本方具有健脾和胃、止血安神、补钙壮骨的功效。适用于更年期综合征、骨质疏松症等。

妙方二 牛奶龙眼栗子羹

〔材料〕牛奶 250 毫升，栗子粉 50 克，龙眼肉 50 克，白糖 15 克。

〔做法〕牛奶煮沸，放入龙眼肉及用凉水调好的栗子粉汁，煮沸，加入白糖，搅拌溶化后离火即成。

〔大夫叮嘱〕常食本方具有补钙、强筋壮骨、益智安神、健脾和胃的功效。适用于更年期综合征、骨质疏松症、腰膝酸软、脾胃虚弱等。

妙方三 牛奶燕窝羹

〔材料〕燕窝 5 克，牛奶 200 毫升，花生 50 克。

〔做法〕燕窝用水浸泡 4~5 小时，待其泡发后，轻轻择去燕毛和杂质，然后把燕窝撕成一条条燕丝。将花生浸泡，去皮，滤去多余水分，放入搅拌机中打成糊状，加入牛奶备用。将燕窝放入炖锅中，加适量水，大火煮沸，改小火炖 15 分钟，加入牛奶花生糊，继续炖煮 5 分钟即可。

〔大夫叮嘱〕常食本方具有补肺养阴、护肤润燥的功效，能缓解更年期出现的烦躁症状，还可用于虚劳咳嗽、咳血等症。

妙方四 牛奶葡萄枸杞子汁

〔材料〕牛奶 250 毫升，葡萄 150 克，枸杞子 30 克，白糖适量。

〔做法〕葡萄、枸杞子去杂洗净，放入锅内，加 300 毫升水，用大火煮沸 3~5 分钟，离火后加入白糖搅拌均匀，过滤取汁。牛奶放入锅中，用中火煮沸，倒入葡萄枸杞子白糖汁，搅拌均匀即成。

〔大夫叮嘱〕常饮本方具有养心安神、生津止渴、强筋壮骨、利尿等功效。适用于更年期综合征、骨质疏松症、腰酸腿痛等。

妙方五 牛奶胡萝卜饮

〔材料〕牛奶 200 毫升，胡萝卜 100 克，苹果 1 个，柠檬汁 15 毫升，蜂蜜 15 毫升。

〔做法〕胡萝卜煮熟，捣成泥。苹果洗净，去皮、核，剁碎，捣成泥。牛奶放入锅中，用中火煮沸，加入胡萝卜泥、苹果泥并搅拌均匀，煮沸，离火后对入柠檬汁、蜂蜜，搅匀即成。

〔大夫叮嘱〕常食本方具有补钙、养心安神、润肠通便、强筋壮骨等功效。适用于更年期综合征、骨质疏松症、习惯性便秘等。

妙方六 牛奶葡萄干糯米粥

〔材料〕牛奶 250 毫升，葡萄干 50 克，糯米 100 克，白糖 20 克。

〔做法〕糯米淘洗干净，放入锅中，加适量水和洗净的葡萄干，用大火煮开，改用小火煮成稠粥，米汁快干时，加入牛奶、白糖并搅拌均匀，煮沸即成。

〔大夫叮嘱〕常食本方具有安神、除烦止渴、强筋壮骨等功效。适用于更年期综合征、营养不良性水肿、骨质疏松症、高血压等。

妙方七　牛奶黄豆粥

〔材料〕牛奶 250 毫升，黄豆 50 克，大米 150 克，大蒜 10 克，精盐、味精、香油各适量。

〔做法〕大蒜去杂洗净，切成细末。大米、黄豆洗净，放入锅中，加适量水，用大火煮沸，小火煮粥，待粥液快干时，加入牛奶、大蒜末、精盐并搅拌均匀，煮沸，加味精、香油拌匀，离火即成。

〔大夫叮嘱〕常食本方具有养心安神、降血压、降血脂、强筋壮骨等功效。适用于更年期综合征、骨质疏松症、高血压等。

神经衰弱

妙方一　牛奶核桃仁粥

〔材料〕牛奶 250 毫升，大米 150 克，核桃仁 25 克，白糖 15 克。

〔做法〕核桃仁研成粉末。大米淘洗干净，放入锅中，加水适量，用大火煮沸，小火煮粥，粥将熟时，加入牛奶、核桃仁粉并煮沸，放白糖搅匀，离火即成。

〔大夫叮嘱〕常食本方具有养心安神、健脑益智、强身健体等功效。适用于神经衰弱、体弱无力、夜寐多梦、失眠健忘等。

妙方二　牛奶茯苓粥

〔材料〕牛奶 250 毫升，茯苓 50 克，大米 100 克。

〔做法〕茯苓洗净，晒干，粉碎，研末。大米淘洗干净，放入锅中，加水适量，用大火煮沸，小火煮成稠粥，粥将熟时加入牛奶、茯苓末并搅匀，小火煮沸即成。

〔大夫叮嘱〕每日晚餐用，连续 2 周。本方具有健脾益胃、宁心安神的功效。适用于神经衰弱、失眠、慢性胃炎、食欲减退等。

妙方三 **牛奶玉米面粥**

〔材料〕牛奶 250 毫升，玉米面 100 克，蜂蜜 20 毫升，熟核桃仁末 10 克，熟黑芝麻末 20 克。

〔做法〕玉米面加适量水调匀，锅中加适量的水，用大火煮沸，加入调匀的玉米面，煮沸 2 ~ 3 分钟，加入牛奶、熟核桃仁末、熟黑芝麻末，边加边搅，小火煮沸，离火，再加入蜂蜜调匀即成。

〔大夫叮嘱〕食用本方具有健脑益智、补钙壮骨等功效。适用于神经衰弱、骨质疏松症等。

妙方四 **牛奶补脑饮**

〔材料〕牛奶 200 毫升，人参 2 克，鸡蛋 1 枚，胡萝卜 30 克，苹果 1 个，蜂蜜 20 毫升。

〔做法〕胡萝卜洗净，切成小块。苹果洗净，去皮、核，切成小块。胡萝卜块与苹果块放家用榨汁机中榨汁备用。人参洗净，切片，煎汁备用。鸡蛋打入碗内，搅成鸡蛋液备用。牛奶放入锅中，用中火煮沸，加入鸡蛋液并搅拌至沸，再加入胡萝卜苹果汁、人参汁，煮沸离火后放入蜂蜜搅拌均匀即成。

〔大夫叮嘱〕每晚睡前饮用。常饮本方具有补益气血、补脑益智、养心安神、补钙等功效。适用于神经衰弱、智力低下、记忆力减退、神疲乏力、头晕健忘、骨质疏松症、气血不足等。

妙方五 **牛奶花生杞子饮**

〔材料〕牛奶 250 毫升，花生仁 50 克，核桃仁 30 克，枸杞子 20 克，白糖适量。

〔做法〕花生仁烘干，去红衣，研末。核桃仁烘干，研末。枸杞子洗净，放入锅中，加入牛奶，用中火煮沸，再加入花生仁末、核桃仁末、白糖，搅匀煮沸即成。

〔大夫叮嘱〕常食本方具有健脑强肾、补钙壮骨、防止血管硬化等功效。适用于神经衰弱、肾虚耳鸣、失眠、健忘、骨质疏松症、更年期综合征等。

妙方六 **牛奶葡萄干粥**

〔材料〕牛奶 250 毫升，大米 100 克，葡萄干 50 克，白糖 20 克。

〔做法〕将大米淘洗干净，放入锅中，加水适量，用大火煮沸，小火煮成稠粥，米汁快干时加入牛奶、洗净的葡萄干并搅拌均匀，煮沸，再加入白糖搅拌溶化，离火即成。

〔大夫叮嘱〕常食本方具有除烦安神、补虚健脾、强筋壮骨的功效。适用于神经衰弱、失眠、营养不良性水肿、骨质疏松症、更年期综合征等。

妙方七 **牛奶苹果饮**

〔材料〕牛奶 250 毫升，苹果 1 个，鸡蛋 1 枚，白糖 15 克。

〔做法〕苹果洗净，去皮、核，切片，捣成泥。鸡蛋打入碗内，搅拌成鸡蛋液。牛奶放入锅中，用中火煮沸，加入鸡蛋液搅拌均匀，至沸。再加入苹果泥搅拌均匀，至沸。最后加入白糖溶化，离火即成。

〔大夫叮嘱〕每晚睡前饮用。常饮本方具有滋阴润燥、补钙健脑等功效。适用于神经衰弱、骨质疏松症、皮肤干燥、食欲减退、便秘等。

妙方八　牛奶果蔬健脑饮

〔材料〕牛奶 250 毫升，苹果、橘子、鸡蛋各 1 个，胡萝卜 30 克，白糖 15 克。

〔做法〕苹果洗净、去核，切成小块。橘子去皮，分成小瓣。胡萝卜洗净，切成小块。将苹果块、橘子瓣、胡萝卜块一起放入榨汁机内榨汁备用。鸡蛋打入碗内搅拌成鸡蛋液。牛奶放入锅中，用中火煮沸，加入鸡蛋液，至沸。再加入混合果蔬汁，搅拌均匀，至沸。最后加入白糖，溶化后离火即成。

〔大夫叮嘱〕常饮本方具有健脑益智、补钙壮骨、补血安神、强身健体等功效。适用于神经衰弱、记忆力减退、眩晕、失眠、慢性疲劳综合征、贫血、骨质疏松症等。

体质虚弱

妙方一　奶蛋果蔬饮

〔材料〕牛奶 250 毫升，鸡蛋 1 枚，苹果 1 个，胡萝卜 30 克，西红柿 30 克，蜂蜜 15 克。

〔做法〕鸡蛋打入碗内，搅成鸡蛋液。苹果、胡萝卜、西红柿洗净切块，一起放入榨汁机内榨汁备用。牛奶放入锅中，用中火煮沸，倒入鸡蛋液，搅拌至沸。再倒入混合果蔬汁，搅拌至沸，离火后倒入蜂蜜，搅匀即成。

〔大夫叮嘱〕每日上午饮用，连续 1 周为 1 个疗程。可连用 3～4

个疗程。常食本方具有补钙、强体壮骨、补虚、补益气血的功效。适用于体质虚弱、贫血、营养不良、慢性疲劳综合征等。

妙方二 牛奶花生薏苡仁粥

〔材料〕牛奶250毫升，花生仁50克，薏苡仁20克，大枣20克，山药、龙眼肉各10克，大米、小米各50克，白糖20克。

〔做法〕花生仁炒熟去皮，研末。山药去皮，切成薄片。薏苡仁洗净，用清水泡软，捣烂成泥。大枣洗净，去核，切碎。龙眼肉切碎。大米、小米分别淘洗干净，放入锅中，加水适量，用大火煮沸，改小火煮粥，粥将熟时，加入薏苡仁泥搅匀，煮沸，加入熟花生仁末、大枣碎粒、山药片、龙眼肉碎粒搅匀，用小火煮成黏稠粥，加入牛奶、白糖搅匀，煮沸即成。

〔大夫叮嘱〕常食本方具有强身益寿、补脾益胃、补钙壮骨的功效。适用于病后体虚、贫血、营养不良、骨质疏松症、更年期综合征等。

妙方三 牛奶栗子白菜汤

〔材料〕牛奶200毫升，熟栗子100克，白菜200克，核桃仁50克，莲子50克，植物油、精盐、味精、料酒、葱末、姜末、淀粉、香油各适量。

〔做法〕白菜洗净，切成片状。栗子去掉外皮后切成两半。核桃仁洗净后，去皮，研成细末。莲子煮熟，捞出备用。炒锅内放植物油，烧至六成热时，放入姜末、葱末煎炒片刻，加入适量水、料酒、精盐、熟栗子、核桃仁末、莲子，用小火煮至沸，放入白菜片，用大火煮熟，倒入用牛奶、淀粉对成的芡汁，搅匀至沸，加入味精调味，淋上香油拌匀即成。

〔大夫叮嘱〕常食本方具有补虚、健脑、强体、补钙、壮骨等功效。适用于体质虚弱、更年期综合征、神经衰弱、记忆力减退、骨质疏松症等。

妙方四　牛奶山药核桃仁糊

〔材料〕牛奶250毫升，山药20克，大米200克，核桃仁30克，冰糖20克。

〔做法〕核桃仁去杂，用小火炒香，研末。山药洗净，去皮，切碎。大米淘洗干净，放入锅中，加水适量，用大火煮沸，改小火煮成稠粥，加入山药碎粒、核桃仁末拌匀，煮沸后加入牛奶、冰糖，不断搅拌，煮沸后离火即成。

〔大夫叮嘱〕常食本方具有健脑益智、滋阴润肠、补钙强体的功效。适用于病后体虚、更年期综合征、骨质疏松症等。

妙方五　牛奶粥

〔材料〕牛奶250毫升，大米150克。

〔做法〕大米淘洗干净，放入锅中，加水适量，用大火煮沸，改小火煮成稠粥，加入牛奶搅匀后煮沸即成。

〔大夫叮嘱〕经常食用本方具有补虚、补钙、润肠通便等功效。适用于久病体虚、反胃、便秘等。

妙方六　牛奶花生蹄筋汤

〔材料〕牛奶200毫升，花生仁50克，猪蹄筋150克，精盐、味精、料酒、葱段、姜片、胡椒粉各适量。

〔做法〕花生仁用水泡软。猪蹄筋洗净，蒸熟，剥去筋膜，切成长条待用。锅置火上，加水800毫升左右，加入猪蹄筋条、花生仁、葱段、姜片、精盐、料酒并煮开，撇去浮沫，改小火炖至猪蹄筋烂熟，去掉姜片、葱段，加牛奶后再煮至沸，加胡椒粉、味精搅匀即成。

〔大夫叮嘱〕常食本方具有补虚、补钙、强筋壮骨、增强体力等功效。适用于身体虚弱、贫血、神经衰弱、骨质疏松症等。

贫 血

妙方一 牛奶鹌鹑蛋羹

〔材料〕牛奶250毫升，鹌鹑蛋3枚，白糖15克，藕粉30克。

〔做法〕牛奶放入锅中，用中火煮沸，加入用藕粉、水、鹌鹑蛋液调成的糊，边加边搅，煮至微沸，加入白糖溶化后离火即成。

〔大夫叮嘱〕常食本方具有补益气血、补钙壮骨、健脑明目等功效。适用于贫血、神经衰弱、气短少食、病后体虚、腰膝酸软、骨质疏松症等。

妙方二 牛奶大枣饮

〔材料〕牛奶250毫升，大枣100克，蜂蜜20克。

〔做法〕大枣洗净，煮烂，制成稀枣泥糊备用。牛奶放入锅中，用中火煮沸，对入稀枣泥糊，搅匀至沸，离火后放入蜂蜜搅匀即成。

〔大夫叮嘱〕常食本方具有益气补血、补钙壮骨的功效。适用于贫血、佝偻病、骨质疏松症、更年期综合征等。

妙方三 牛奶炖嫩鸡

〔材料〕牛奶300毫升，嫩母鸡1只，姜片10克，葱段、精盐、花椒、蒜瓣、味精各适量。

〔做法〕嫩母鸡宰杀后去杂，剁成块，冲洗干净血水，放入锅中，加姜片、花椒、葱段、蒜瓣及适量水，置大火上煮沸，改小火炖至汁快尽、嫩母鸡肉熟时，拣出葱段、姜片、花椒、蒜瓣，加入牛奶煮沸，加精盐、味精拌匀即成。

〔大夫叮嘱〕食用本方具有补血、温中益气、补钙添髓的功效。适用于贫血、营养不良性水肿、骨质疏松症、更年期综合征等。健康人食用可增强体质、延年益寿。

妙方四 鲜奶白菜

〔材料〕鲜牛奶 200 毫升，大白菜 250 克，植物油、精盐、味精、淀粉各适量。

〔做法〕将大白菜洗净，控干水分，切成小段。炒锅置大火上，放植物油，烧至七成热时，倒入白菜段，翻炒至七八成熟，加入精盐及味精，继续炒至菜熟，倒入用鲜牛奶、淀粉对成的芡汁，拌匀，烧沸，使白菜呈乳白色即成。

〔大夫叮嘱〕食用本方具有补虚损、补钙、生津润肠等功效。适用于贫血、便秘等。

妙方五 牛奶黑木耳枸杞饮

〔材料〕牛奶 250 毫升，黑木耳 50 克，枸杞子 30 克，精盐、味精、香油各适量。

〔做法〕黑木耳泡发，去杂，洗净。枸杞子洗净。黑木耳与枸杞子放入锅内，加适量的水，用大火煮沸，中火煮至黑木耳烂熟时加牛奶、精盐，搅拌至沸，加入味精，淋上香油，离火即成。

〔大夫叮嘱〕常食本方具有补气血、益肝肾、明目等功效。适用于贫血、骨质疏松症等。

癌　症

妙方一　**牛奶薏苡仁糯米粥**

〔材料〕牛奶 250 毫升，薏苡仁 50 克，糯米 50 克，白糖 20 克。

〔做法〕将薏苡仁与糯米淘洗干净后放入锅中，加水适量，用大火煮沸，小火煮成黏稠粥，加入牛奶搅匀煮沸，再加入白糖溶化，离火即成。

〔大夫叮嘱〕常食本方具有防癌抗癌、健脾祛湿、补钙、强筋壮骨等功效。适用于癌症患者脾虚泄泻、水肿、小便不利等。

妙方二　**牛奶菱角粥**

〔材料〕牛奶 200 毫升，菱角 200 克，大米 100 克，白糖 15 克。

〔做法〕菱角洗净，煮熟，去壳，切碎。大米淘洗干净，放入锅中，加水适量，用大火煮沸，改小火煮成稠粥，米汁快干时加入牛奶、菱角碎块、白糖，搅匀煮沸即成。

〔大夫叮嘱〕常食本方具有益精防癌、健脾安神、补钙壮骨的功效。适用于癌症患者脾胃虚弱、食少纳呆、倦怠乏力、泄泻等。

妙方三　**牛奶洋葱蘑菇汤**

〔材料〕牛奶 250 毫升，蘑菇 80 克，洋葱 50 克，面粉、植物油、精盐、胡椒粉、味精、香油各适量。

〔做法〕洋葱洗净，切成丝。牛奶与适量的面粉搅匀。蘑菇去杂，洗净，切成薄片。锅内放入植物油，烧至七成热，放入洋葱翻炒，然后加入蘑菇片、精盐略炒，加水煮沸 3～5 分钟，加入胡椒粉和事先拌好面粉的牛奶，边加边搅，煮沸后放入味精，淋上香油即成。

〔大夫叮嘱〕常食本方具有补钙、健胃理气、增强机体免疫力及防癌抗癌等功效。适用于消化道癌、乳腺癌等的预防与辅助治疗。

妙方四　牛奶猕猴桃粥

〔材料〕牛奶250毫升,猕猴桃100克,大米100克,白糖20克。

〔做法〕猕猴桃去皮，捣烂，取汁备用。大米淘洗干净，放入锅中，加水适量，用大火煮沸，小火煮成稠粥，米汁快干时加入猕猴桃汁、白糖并搅匀，再加入牛奶煮沸，搅匀即成。

〔大夫叮嘱〕常食本方具有清热解毒、防癌抗癌等功效。适用于癌症患者烦热、消渴、消化不良、肺热干咳等。

妙方五　牛奶西红柿汤

〔材料〕牛奶250毫升，西红柿100克，姜末、葱末、精盐、花生油、味精、香油各适量。

〔做法〕西红柿洗净，切片。锅内放花生油，烧至七成热时，放入姜末、西红柿片翻炒，炒至半熟，加精盐翻炒片刻，加水适量并煮沸，加入牛奶搅拌至再沸，加入葱末、味精，淋上香油，搅拌均匀即成。

〔大夫叮嘱〕常食本方具有健脾开胃、防癌抗癌的功效。适用于前列腺癌和乳腺癌的预防与辅助治疗。

妙方六　牛奶玉米大蒜粥

〔材料〕牛奶200毫升，玉米面50克，大米100克，大蒜30克，精盐、味精、香油各适量。

〔做法〕玉米面加入牛奶内搅成糊备用。大蒜洗净，去杂，切成碎末。大米淘洗干净，放入锅中，加水适量，用大火煮沸，改小火煮粥，粥熟时加入牛奶玉米糊，边加边搅，同时加入精盐、大蒜末，煮沸 1～2 分钟。加入味精，淋上香油，搅匀即成。

〔大夫叮嘱〕常食本方具有防癌抗癌、健脾开胃、利尿等功效。适用于癌症患者食欲减退、小便不利、水肿，以及消化道癌症的预防。

早　衰

妙方一　牛奶鸡蛋汤

〔材料〕牛奶 200 毫升，鸡蛋 1～2 枚，精盐、酱油、味精、香油各适量。

〔做法〕鸡蛋打成鸡蛋液，加入精盐、酱油搅拌均匀。牛奶放入锅中，用中火煮沸，加入鸡蛋液，边加边搅拌，煮沸 1～3 分钟，加入味精，淋上香油即成。

〔大夫叮嘱〕本方营养丰富，具有补钙、补血、补脑润肤、强体健身的功效。适用于早衰、面色苍白、贫血、佝偻病、骨质疏松症等。

妙方二　牛奶健身饮

〔材料〕牛奶 200 毫升，苹果 1 个，胡萝卜 30 克，白糖适量。

〔做法〕胡萝卜去皮，洗净，切片。苹果去皮、核，洗净，切片。胡萝卜与苹果一起放入家用榨汁机中，加适量水，榨汁备用。牛奶放入锅中，用中火煮沸，加入白糖、胡萝卜苹果汁，搅匀煮沸，离火即成。

〔大夫叮嘱〕常食本方具有补钙、补充维生素、养颜润肤、强身壮体等功效。适用于早衰、皮肤干燥、维生素缺乏症、骨质疏松症等。

妙方三 牛奶黄豆猪蹄汤

〔材料〕牛奶250毫升,猪蹄500克,黄豆150克,精盐、味精、葱段、蒜片、姜片、胡椒粉、香油各适量。

〔做法〕黄豆用水泡软。猪蹄去杂,用沸水烫过后放入锅内,加清水、姜片、葱段、蒜片、胡椒粉,煮沸后撇去浮沫,加入泡软的黄豆,用小火炖至猪蹄肉熟,拣出姜片、葱段、蒜片,加入精盐,倒入牛奶煮沸,加味精拌匀,淋上香油即成。

〔大夫叮嘱〕常食本方具有美容、壮骨、补血、补钙等功效。适用于早衰、皮肤干燥、贫血、骨质疏松症、更年期综合征等。

妙方四 牛奶栗子老鸭汤

〔材料〕牛奶200毫升,栗子200克,白菜200克,鸭汤500毫升,植物油、胡椒粉、味精、精盐、香油各适量。

〔做法〕栗子去壳,切成两半,放入鸭汤内,煨至栗子熟透。植物油放锅内烧至七成热,放入白菜、胡椒粉、精盐翻炒至半熟,再放入鸭汤内炖熟,加入牛奶搅拌至沸,加入味精,淋上香油即成。

〔大夫叮嘱〕食用本方具有益气健脾、补肾强筋、美容养颜等功效。适用于早衰、皮肤干燥、骨质疏松症、习惯性便秘等。

妙方五 牛奶芝麻海带汤

〔材料〕牛奶200毫升,芝麻30克,海带100克,精盐、味精、香油各适量。

〔做法〕海带洗干净，切成小片，放入锅中，加适量水和精盐，用大火煮沸。芝麻炒香，研成细末。海带煮熟后倒入牛奶并搅拌均匀，再撒入芝麻末，至沸，放入味精，淋上香油即成。

〔大夫叮嘱〕常食本方具有抗衰老、补钙、美容等功效。适用于早衰、骨质疏松症、甲状腺肿等。

妙方六 牛奶杏仁芝麻糊

〔材料〕牛奶250毫升，杏仁150克，核桃仁75克，糯米100克，黑芝麻300克，冰糖60克。

〔做法〕糯米洗净，用温水浸泡30分钟。黑芝麻炒香。将杏仁、核桃仁、黑芝麻、糯米一起放入搅拌机打碎。锅中加入牛奶，把捣碎的原料倒入锅中，同方向搅拌均匀，煮10分钟，加入冰糖溶化即可。

〔大夫叮嘱〕常食本方具有健脾胃、补肝肾、健脑、润肤养颜、延缓皮肤衰老等功效。适用于早衰、皮肤干燥、慢性支气管炎、骨质疏松症、神经衰弱、更年期综合征等。

失 眠

妙方一 牛奶银耳莲子羹

〔材料〕牛奶200毫升，银耳20克，莲子10克，大枣15个，冰糖、淀粉各适量。

〔做法〕银耳水发后，除去根部泥沙及杂质备用。大枣洗净去核。银耳、大枣、莲子放入锅内，加适量水，用大火煮沸，待熟后，加入冰糖调味，再加入对有淀粉的牛奶勾芡，煮沸后即成。

〔大夫叮嘱〕本方具有滋阴润肺、益胃生津、养心安神、美容养颜等功效。适用于失眠、皮肤干燥、肺热咳嗽、体虚、便秘等。

妙方二 牛奶酸枣仁粥

〔材料〕牛奶250毫升，酸枣仁50克，大米100克。

〔做法〕酸枣仁炒香，研细，放入锅中，加适量水，煮沸后滤汁备用。大米淘洗干净，放入锅中，加入酸枣仁汁，用大火煮沸，小火煮粥，粥熟后加入牛奶搅拌，煮沸即成。

〔大夫叮嘱〕作为晚餐食用。食用本方具有养心补肝、宁心安神、生津敛汗等功效。适用于虚烦失眠、惊悸多梦、体虚多汗、神经衰弱等。

阳　痿

妙方 牛奶姜韭蜜汁

〔材料〕牛奶250毫升，生姜30克，韭菜200克，蜂蜜30克。

〔做法〕生姜、韭菜分别洗净，切碎，置榨汁机中榨汁，用洁净纱布过滤，汁液放锅中，与牛奶混匀，小火加热至沸，离火后放入蜂蜜调匀即成。

〔大夫叮嘱〕早、晚饮用。韭菜又称"起阳草"，具有益阳固精和温补肝肾的作用。常饮本方具有温补肾阳的功效。适用于阳痿、早泄。

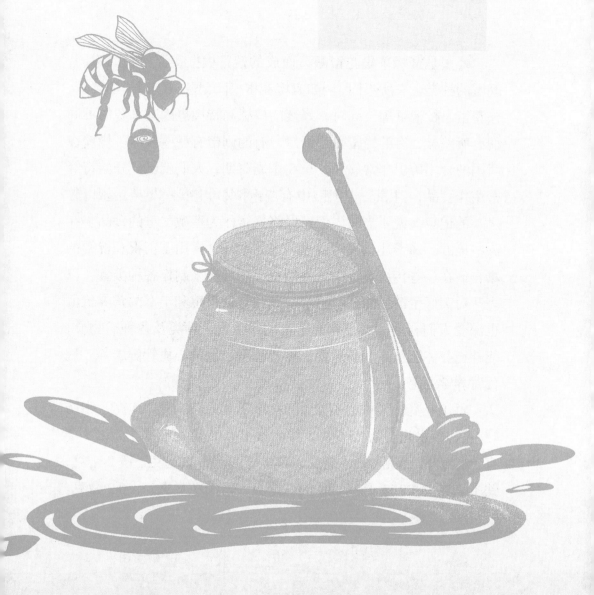

蜂蜜

营养成分

蜂蜜是蜜蜂采集花蜜酿造而成的蜜，根据蜜源植物的不同，蜂蜜的种类也有所不同，例如有槐花蜜、荆条蜜、枣花蜜、油菜蜜、桂花蜜、枇杷蜜等。同时，蜂蜜的口感和特性也因其来源的不同而有所差异，有的蜂蜜香甜可口，有的则带有一些苦味。蜂蜜在我国的食用历史非常悠久。早在东周时期，人们就已经开始将蜂蜜用作食品，《礼记·内则》中有"子事父母，……枣栗饴蜜以甘之"的记载，说明当时人们已经将蜂蜜作为孝敬父母的食品。在一些地方，蜂蜜还被视为吉祥美好的象征，常用于庆祝和祝福的场合。在一些传统节日中，人们也会用蜂蜜来制作各种美食，以表达对美好生活的向往和追求。其独特的口感和丰富的营养价值也深受人们喜爱。蜂蜜含有丰富的维生素、糖类及各种矿物质，能补充身体能量、润肠通便、促进睡眠、保护心血管健康等。现代营养学测定：

每 100 克蜂蜜中含有能量 1 343 千焦、蛋白质 0.4 克、脂肪 1.9 克、碳水化合物 75.6 克、维生素 B_2 0.05 毫克、维生素 C 3 毫克、烟酸 0.1 毫克、钙 4 毫克、磷 3 毫克、钾 28 毫克、镁 2 毫克、铁 1 毫克、锌 0.37 毫克、铜 0.03 毫克、锰 0.07 毫克、硒 0.2 微克。

蜂蜜中的糖类物质含量丰富,其中葡萄糖和果糖等单糖占主导地位。这些糖类物质是蜂蜜的主要能量来源,能为机体提供能量。此外,蜂蜜中还含有丰富的酶类,如蔗糖酶、淀粉酶、葡萄糖氧化酶、过氧化氢酶等。这些酶类在蜂蜜中不仅保持了蜂蜜的生物活性,还使得蜂蜜具有独特的营养价值和保健功能。

健康功效

蜂蜜是人类传统而古老的一种天然食用佳品,一直受到历代医家的重视和普通民众的喜爱。现代研究表明,蜂蜜主要有如下的健康功效:

● 增强免疫力。蜂蜜中含有多种维生素、矿物质和抗氧化物,这些成分都有助于提高人体的免疫功能。特别是蜂蜜中的黄酮类物质,它作为一种植物化学物,具有抗氧化、清除体内自由基、保护血管等功效,能在一定程度上提高机体的免疫力。

● 补充身体能量。蜂蜜中含有丰富的糖类物质,可以迅速补充身体能量,改善饥饿现象,帮助缓解疲劳。并且蜂蜜中含有丰富的蛋白质、维生素、矿物质等营养成分,适量食用可以为人体补充所需要的营养,有利于身体健康。

● 美容护肤。蜂蜜是一种理想的美容护肤品。蜂蜜中的生物活性物质有利于被皮肤细胞吸收，从而有效改善皮肤表面的营养状态，使皮肤细腻、红润，还有利于延缓皮肤细胞的衰老。外敷蜂蜜或蜂蜜制成的美容品，还可保湿及抑制皮肤表面细菌，从而起到保护皮肤、清洁皮肤的作用。

● 缓解咳嗽。蜂蜜可以在一定程度上缓解咳嗽。蜂蜜的黏性可在喉咙表面形成一层保护膜，减少刺激和炎症，进而缓解喉咙的疼痛和咳嗽，对于喉痛、扁桃体炎等病症有一定的缓解作用。

● 改善肠道功能。蜂蜜中含有一些活性营养成分，如益生菌、乙酰胆碱等，这些成分可以帮助合成并释放各种转化酶，促进食物的分解和胃肠道的蠕动，从而起到润肠通便的作用，对改善便秘有一定帮助。

● 消炎抗菌。蜂蜜具有广谱抗菌特性，可以杀灭或抑制多种病原微生物，如抑制微生物在高渗透压环境中获得正常存活所需的水分，还含有葡萄糖氧化酶及有机酸，有一定的抑制病原菌生长繁殖的作用，对于缓解创伤、烧伤、皮肤病等病症有所帮助。

● 舒缓神经。蜂蜜中含有B族维生素以及多种有益的氨基酸，对于缓解神经紧张和焦虑有一定的辅助作用。失眠人群适当地饮用一些蜂蜜水，对改善睡眠以及情绪调节尤其有帮助。

● 预防心血管疾病。蜂蜜中含有多种对心血管健康有益的成分。例如，蜂蜜中的果糖、维生素C等营养物质能够改善血液成分和血管壁营养，从而起到保护和促进心功能的作用。此外，蜂蜜还可能含有抗氧化剂如花青素等，这些成分有助于清除体内的氧自由基，减慢低密度脂蛋白胆固醇的氧化反应，进而预防心脑血管疾病的发生。

食用宜忌

我们大家在食用蜂蜜时一定要注意：

⏺ 不要空腹喝蜂蜜。蜂蜜中含有果糖等糖分，这些糖分会增加胃酸的分泌，胃酸过多会损伤胃黏膜。长期空腹喝蜂蜜还容易使体内酸性增加，从而引发胃溃疡或十二指肠溃疡等疾病。所以蜂蜜水最好不要空腹喝。

⏺ 特殊人群禁忌。对蜂蜜过敏的人群不能食用，以免引起过敏反应。糖尿病患者和血糖控制不佳的人应避免食用蜂蜜，因为蜂蜜中含有大量的糖分，可能会导致血糖升高，不利于病情的控制。婴儿禁止喝蜂蜜，因为蜂蜜中可能含有肉毒杆菌的孢子，婴儿对细菌的抵抗力较弱，很容易发生婴儿肉毒中毒症。

⏺ 控制摄入量。蜂蜜虽然具有丰富的营养物质，但过量食用可能会带来一些不利影响。如果长时间过量食用蜂蜜，可能会导致腹泻、肥胖、龋齿以及糖尿病等。特别是对于特定人群，如糖尿病患者、胃肠功能虚弱者等，更应注意控制蜂蜜的摄入量。

⏺ 不宜与部分食物同食。蜂蜜不宜与韭菜、豆腐、葱、莴笋等食物同食。韭菜含有非常丰富的维生素 C，容易被蜂蜜中的矿物质铜、铁等离子氧化而失去作用，并且蜂蜜和韭菜都有通便的功效，同吃可能会引起腹泻。蜂蜜与豆腐、葱、莴笋等食物同食，也可能会发生不利于人体的生化反应，产生有害物质。因此建议避免蜂蜜与以上食物同时食用。

● 禁止食用变质蜂蜜。注意蜂蜜的保质期，避免食用过期或变质的蜂蜜。平时注意将蜂蜜瓶盖拧紧，放在阴凉处保存。

调养食疗方

感　冒

妙方一　银楂蜜汤

［材料］金银花 30 克，山楂 10 克，蜂蜜 50 毫升。

［做法］将金银花、山楂放入砂锅内，加水置大火上煮沸，3～5分钟后把药液倒入碗内。药渣再加水煎一次，滤出药液。将两次的药液合并，放入蜂蜜搅匀即成。

［大夫叮嘱］每日 1 剂，分 2 次服用。本方具有清热解毒、散风止痛的功效。适用于风热感冒、发热头痛、口渴等。

妙方二　贯蓝蜜饮

［材料］贯众 30 克，板蓝根 30 克，甘草 15 克，蜂蜜 30 克。

〔做法〕将贯众、板蓝根、甘草放入锅中，加水适量，用大火煮3~5分钟，倒出药液于碗内，再加水煮后，将两次的药液合并在一起，加蜂蜜搅匀即成。

〔大夫叮嘱〕每日1剂，分2次服用。本方具有清热解毒、祛风、利咽的功效，还有较强的抗流感病毒作用，适用于流行性感冒。

妙方三 板花蜜饮

〔材料〕板蓝根50克，大青叶50克，金银花20克，菊花20克，蜂蜜30克。

〔做法〕将板蓝根、大青叶、金银花、菊花放在锅中，加水适量，用大火煮3~5分钟后取汁，再加水煮3~5分钟取汁，把两次的汁合并在一起，加蜂蜜搅匀即成。

〔大夫叮嘱〕每日1剂，分上午、下午2次服用。本方具有清热解毒、祛风止痛、抗病毒的功效。适用于流行性感冒、风热感冒、咽喉肿痛。

妙方四 柿橘蜜饮

〔材料〕柿饼1个，鲜橘1个，生姜4片，蜂蜜20克。

〔做法〕柿饼与鲜橘切成块状，与生姜一起放入锅中，加水适量，用大火煮3~5分钟后取汁，再加水煮3~5分钟取汁，把两次的汁合并在一起，加入蜂蜜搅拌均匀即成。

〔大夫叮嘱〕每日1剂，分上午、下午2次服用。本方具有温中散寒、止咳祛痰的功效。适用于感冒、咳嗽。

气管炎

妙方一 枇杷饮

〔材料〕枇杷叶 30 克，款冬花 10 克，甘草 6 克，蜂蜜 20 克。

〔做法〕将枇杷叶、款冬花、甘草放入锅中，加水适量，用大火煮沸，改小火煮约 20 分钟取汁，再加水煮约 20 分钟取汁，把两次的汁合并在一起，加蜂蜜搅匀即成。

〔大夫叮嘱〕每日 1 剂，分 2 次服用。本方具有清肺止咳、平喘祛痰、和胃降逆的功效。适用于气管炎。

妙方二 枇杷陈皮饮

〔材料〕枇杷叶 30 克，陈皮 15 克，甘草 6 克，蜂蜜 20 克。

〔做法〕枇杷叶、陈皮、甘草放入锅中，加适量的水，用大火煮沸，改小火煮约 20 分钟取汁，再加水煮约 20 分钟取汁，把两次的汁合并在一起，加蜂蜜搅匀即成。

〔大夫叮嘱〕每日 1 剂，早、晚饮用。本方具有润肺、清热、止咳、祛痰的功效。适用于气管炎。

妙方三 百合大枣粥

〔材料〕百合 20 克，粳米 100 克，大枣 10 个，蜂蜜 20 克。

〔做法〕大枣洗净，去核。百合、粳米洗净。三者一起放入锅中，加适量水，用大火煮沸，改小火煮粥，粥熟后加入蜂蜜搅拌均匀即成。

〔大夫叮嘱〕早、晚餐食用。百合有养阴润肺、清心安神的功效，甘草能祛痰止咳，大枣能补中益气，与蜂蜜同用，具有补中润燥、清肺止咳、祛痰的功效。适用于气管炎、咽喉炎症等。

妙方四 百合杏仁粥

〔材料〕百合 20 克，甜杏仁 10 克，粳米 100 克，山药 30 克，蜂蜜 30 克。

〔做法〕粳米、百合、甜杏仁、山药洗净后放入锅中，加适量水，用大火煮沸，改小火煮粥，粥熟后离火，然后加入蜂蜜搅匀即成。

〔大夫叮嘱〕早、晚食用。本方具有润肺止咳、清心安神、滋阴清热的功效。适用于支气管炎、肺结核等。

妙方五 梨萝卜藕蜜饮

〔材料〕藕 50 克，梨 1 个，白萝卜 50 克，鲜姜 10 克，蜂蜜 30 克。

〔做法〕先将梨、白萝卜、藕、鲜姜洗净切碎，放入榨汁机中榨汁。把榨好的果蔬汁放入锅中，用大火煮沸，待微温后加入蜂蜜调匀即成。

〔大夫叮嘱〕早、晚食用。本方具有清热润肺、理气健脾、止咳祛痰的功效。适用于支气管炎、肺结核等。

妙方六 蜂蜜鸡蛋

〔材料〕蜂蜜 40 克，鸡蛋 1 枚。

〔做法〕蜂蜜放锅内，微炒后加适量水并煮沸，打入鸡蛋，煮熟即可。

〔大夫叮嘱〕早、晚食用。本方具有滋补健身、润肺、止咳祛痰的功效。适用于老年慢性气管炎。

妙方七　蒸白梨蜂蜜

〔材料〕白梨 1 个，蜂蜜 50 克。

〔做法〕将白梨挖去核，蜂蜜填入其中，放笼中蒸熟。

〔大夫叮嘱〕每日早、晚各吃白梨 1 个，连吃数日。本方具有生津润燥、止咳化痰的功效。适用于慢性支气管炎、久咳咽干、手足心热等。

妙方八　花生枣蜜汤

〔材料〕花生仁 50 克，大枣 20 个，蜂蜜 40 克。

〔做法〕将花生仁、大枣洗净放入锅中，加水适量，用大火煮沸，改小火煮熟，离火后加入蜂蜜搅匀即成。

〔大夫叮嘱〕每日 2 次。本方具有止咳化痰、强身健体的功效。适用于慢性支气管炎。

支气管哮喘

妙方一　蜂蜜南瓜

〔材料〕南瓜 1 个（500～1 000 克），姜汁 5 毫升，冰糖 10 克，蜂蜜 20 克。

〔做法〕将南瓜切开顶盖，去瓤，加入姜汁、冰糖、蜂蜜，盖好顶盖，隔水炖 2 小时即成。

〔大夫叮嘱〕每日 1 剂，早、晚食用。本方具有补中益气、止咳平喘的功效。适用于支气管哮喘。

妙方二　蜂蜜芝麻核桃糊

〔材料〕黑芝麻、核桃仁各 200 克，生姜 100 克，蜂蜜 250 克。

〔做法〕将黑芝麻洗净，晒干，炒熟。核桃仁干燥后与黑芝麻一起研成细末。生姜捣碎取汁。将所研的黑芝麻、核桃仁细末加入蜂蜜中，再加入生姜汁，调成糊状即成。

〔大夫叮嘱〕每次 2~3 汤匙，每日 2~3 次。本方具有益智健脑、止咳平喘的功效。适用于老年人哮喘、慢性支气管炎、肺结核等。

妙方三　蜜糖黑芝麻糊

〔材料〕生姜、冰糖各 120 克，蜂蜜 120 毫升，黑芝麻 250 克。

〔做法〕蜂蜜蒸熟，冰糖捣碎，二者混合调匀。将生姜捣汁，去渣。将黑芝麻炒后放冷，拌入部分生姜汁再炒，炒香后研末。将黑芝麻末与剩下的生姜汁一起放入蜂蜜冰糖混合液内搅拌，用瓷瓶收贮。

〔大夫叮嘱〕每日早、晚食 2 汤匙。本方具有清热润肺、止咳平喘的功效。适用于老年人哮喘。

妙方四　蜜白果

〔材料〕白果 20 克，蜂蜜适量。

〔做法〕将白果炒熟，去壳，取白果仁放入锅中，加水适量，用中火煮熟，捞出放入碗中，待温后加蜂蜜调匀即成。

〔大夫叮嘱〕每日 1 剂，早、晚食用。本方具有益肾固肺、滋阴润燥、止咳平喘的功效。适用于支气管哮喘、老年人体虚哮喘、肺结核咳嗽等。

妙方五 贝杏蜂蜜饮

〔材料〕贝母 15 克,杏仁 30 克,莱菔子 10 克,甘草 10 克,蜂蜜 30 克。

〔做法〕将贝母、杏仁、莱菔子、甘草洗净放入锅中,加适量水,用大火煮沸,改小火煮 20 分钟左右取汁,再加水煮 20 分钟左右取汁,把两次的汁合并在一起,加入蜂蜜搅匀即成。

〔大夫叮嘱〕每日 1 剂,分 3 次服用。本方具有清肺化痰、止咳平喘的功效。适用于支气管哮喘、慢性支气管炎、肺结核等。

胃　炎

妙方一 萝卜汁茶蜜

〔材料〕白萝卜 100 克,生姜 10 克,浓茶水 1 杯,蜂蜜 30 克。

〔做法〕将白萝卜、生姜切碎,捣烂取汁。然后将白萝卜生姜汁、浓茶水、蜂蜜混在一起即成。

〔大夫叮嘱〕每日 1 剂,早、晚食用。本方具有健脾理气、消食导滞的功效。适用于慢性胃炎、消化不良等。

妙方二 健胃膏

〔材料〕党参、白术、山药、苍术、陈皮、厚朴、神曲、麦芽、山楂各 100 克,大枣 50 克,蜂蜜 500 克。

〔做法〕将以上前 10 味药放入锅中,加水适量,先浸泡 2 小时,再加热煎煮,每隔 1 小时滤取煎液,然后加水再煎,共取煎液 3 次。合并煎液,先大火煮沸,再用小火加热煎煮浓缩至较黏稠时,加入蜂蜜,熬至滴水成珠为度。冷却,装瓶备用。

〔大夫叮嘱〕每次 1~2 汤匙，每日 2 次，温开水化服，空腹服用。本方具有健脾理气、健胃消食的功效。适用于慢性胃炎引起的脘腹胀闷、消化不良、食欲减退等。

消化性溃疡

妙方一 土豆汁蜜

〔材料〕土豆 150 克，枳实、白及各 100 克，蜂蜜 500 克。

〔做法〕土豆洗净，切碎，榨汁。枳实、白及共研成细末。土豆汁、白及枳实末与蜂蜜一起搅拌均匀，装在容器中备用。

〔大夫叮嘱〕每次 1 汤匙，每日 3 次，2 周为 1 个疗程。本方有和中养胃、促进溃疡面恢复的功效。适用于胃及十二指肠溃疡。服药期间忌食辛辣和黏硬不易消化的食物。

妙方二 牛奶蜂蜜

〔材料〕牛奶 250 毫升，蜂蜜 50 克，白及粉 10 克。

〔做法〕将牛奶放入锅中，用中火煮沸，离火后加入蜂蜜、白及粉，搅拌均匀即成。

〔大夫叮嘱〕早、晚 2 次服用。本方有强身健体、保护胃黏膜、促进溃疡面恢复的功效。适用于胃及十二指肠溃疡。服药期间忌辛辣、烟酒等。

妙方三 花生奶蜜

〔材料〕花生仁 50 克，牛奶 200 毫升，蜂蜜 30 克。

〔做法〕将花生仁用水浸泡后捣烂，加入煮沸的牛奶中，再次煮沸后离火，然后加入蜂蜜，搅匀即成。

〔大夫叮嘱〕每日睡前服。适用于胃及十二指肠溃疡。服药时不要食用辛辣食品，忌烟酒。

妙方四 蜜藕

〔材料〕鲜藕2节，蜂蜜适量。

〔做法〕将鲜藕洗净，在藕节处切开，灌入蜂蜜，再以原藕盖上，竹签固定，蒸熟备用。

〔大夫叮嘱〕上午、下午各食1节。本方具有健脾养胃的功效。适用于胃及十二指肠溃疡。治疗期间忌辛辣生冷食物及烟酒等。

呃 逆

妙方一 姜汁蜜

〔材料〕生姜30克，蜂蜜30克。

〔做法〕将生姜洗净捣烂，用纱布绞汁，加入蜂蜜搅匀即成。

〔大夫叮嘱〕每日1剂，早、晚服用。本方具有和胃止呃的功效。适用于呃逆、呕吐等。

妙方二 紫苏姜蜜膏

〔材料〕紫苏叶60克，蜂蜜400克，生姜汁400毫升。

〔做法〕将紫苏叶洗净放入锅中，加水适量，用大火煮沸，改小火煮约15分钟，取煎汁300毫升，加入生姜汁、蜂蜜再煎，浓缩成膏。

〔大夫叮嘱〕每日早晨服1汤匙。本方具有和胃降逆、止咳祛痰的功效。适用于呃逆、咳嗽等。

血 证

妙方一 藕芽梨

〔材料〕藕芽 15 克，蜂蜜 15 克，梨 2 个。

〔做法〕将藕芽焙黄研细末，将梨从上方 1/3 处横刀切开，挖去梨核，制成梨盅，然后把藕芽末、蜂蜜分装于 2 个梨盅内，再将切去的梨的上部分盖上，置笼屉中蒸熟。

〔大夫叮嘱〕每次食梨 1 个，每日 2 次。本方具有润肺止血的功效。适用于劳伤吐血、咯血等。

妙方二 藕梨蜂蜜饮

〔材料〕鲜藕 1 000 克，鲜梨 500 克，生荸荠 500 克，甘蔗 500 克，鲜生地黄 250 克，蜂蜜 50 克。

〔做法〕鲜藕、鲜梨、生荸荠、甘蔗、鲜生地黄共捣汁，纱布过滤。其汁与蜂蜜混合，加热至微沸即成。

〔大夫叮嘱〕每次 30 毫升，每日 3 次。本方具有清热止血、润肺止咳的功效。适用于吐血、咯血、鼻出血、牙龈出血等。

妙方三 蜜蛋羹

〔材料〕三七末 3 克，藕汁 30 毫升，鸡蛋 1 枚，蜂蜜 20 克。

〔做法〕将鸡蛋打破，倒入碗中，加入藕汁、三七末、蜂蜜，与鸡蛋搅匀，隔水炖熟。

〔大夫叮嘱〕每日 1 剂，早上服用。适用于老年人胃及十二指肠溃疡出血、肺结核咯血等。

妙方四 白及蜂蜜膏

〔材料〕白及50克，三七50克，海螵蛸50克，蜂蜜100克。

〔做法〕将白及、三七、海螵蛸捣成细末，与蜂蜜混合，搅拌均匀即成。

〔大夫叮嘱〕每次1汤匙，每日3次，饭前服用。本方具有收敛止血、保护胃黏膜的功效。适用于胃及十二指肠溃疡出血。

便 秘

妙方一 蜂蜜木瓜

〔材料〕蜂蜜20克，木瓜粉6克。

〔做法〕先用温开水将蜂蜜溶化，再加入木瓜粉搅匀即成。

〔大夫叮嘱〕每日早、晚各冲服1次。本方具有润燥滑肠、清热解毒的功效。适用于大便秘结、便血等。

妙方二 奶蜜葱汁

〔材料〕牛奶250毫升，蜂蜜30克，葱白50克。

〔做法〕将葱白洗净，捣烂取汁。牛奶与葱汁放入锅中，用中火煮沸，待温后再加蜂蜜，搅匀即成。

〔大夫叮嘱〕每日1剂，早晨空腹服用。本方具有补虚、除热、通便的功效。适用于老年人习惯性便秘、阴虚肠燥之便秘等。

妙方三 香蕉蜜

〔材料〕香蕉2根，蜂蜜30毫升。

〔做法〕每次取1根香蕉，蘸蜂蜜食用。

〔大夫叮嘱〕每日 2 次。本方具有润肠通便的功效。适用于习惯性便秘。

妙方四　芝麻粥

〔材料〕芝麻 50 克，粳米 100 克，蜂蜜 30 克。

〔做法〕将芝麻炒熟，研成细末备用。粳米淘洗干净，放入锅中，加水适量，用大火煮沸，改小火煮粥，粥熟后拌入芝麻末、蜂蜜，搅拌均匀即成。

〔大夫叮嘱〕每日早上 1 次。本方具有养胃健脾、润燥滑肠的功效。适用于老年人习惯性便秘、头晕目眩、肺燥咳嗽等。

妙方五　蜂蜜牛奶芝麻饮

〔材料〕蜂蜜 30 克，牛奶 200 毫升，芝麻 20 克。

〔做法〕将芝麻炒熟，研末备用。牛奶放入锅中，用中火煮沸，离火后加入芝麻末、蜂蜜，搅拌均匀即成。

〔大夫叮嘱〕每日上午饮用。本方具有强身壮体、润燥滑肠的功效。适用于老年人习惯性便秘、妇女产后便秘。

妙方六　王浆蜜

〔材料〕蜂王浆 20 克，蜂蜜 100 克。

〔做法〕将蜂王浆放入瓷质容器中，边搅拌边加入蜂蜜，令其混合均匀即可。

〔大夫叮嘱〕每次 10 克，每日 2 次。本方具有润肠通便的功效。适用于习惯性便秘。

痢 疾

妙方一 萝卜姜汁蜜

〔材料〕白萝卜 100 克，鲜生姜 30 克，蜂蜜 30 克，陈茶叶 3 克。

〔做法〕将白萝卜、鲜生姜洗净，捣烂，用纱布挤压取汁，再与蜂蜜、陈茶叶混合均匀即可。

〔大夫叮嘱〕饭前用温开水冲沏 1 杯服用，一日 3 次，连服 3 日。本方具有健脾理气、抗菌止痢的功效。适用于赤白痢疾，症见大便有黏液和脓血，亦称"下利赤白"。

妙方二 蜂蜜马齿苋饮

〔材料〕鲜马齿苋 100 克，蜂蜜 30 克。

〔做法〕将鲜马齿苋用温水洗净，捣烂取汁，加蜂蜜调匀即成。

〔大夫叮嘱〕上方为一次量，顿服。每日服 2 次。本方具有清热解毒、散血消肿的功效。适用于细菌性痢疾，症见腹痛、腹泻、黏液脓血便等。

妙方三 石榴皮蜂蜜饮

〔材料〕石榴皮 60 克，蜂蜜 30 克。

〔做法〕将石榴皮洗净，放入锅中，加水适量，大火煮沸后，改小火煮 20 分钟左右，离火后加入蜂蜜搅匀即成。

〔大夫叮嘱〕每次 20 毫升，每日 3 次，连续服用 1 周。本方具有收敛止泻的功效。适用于赤白痢疾。

肝 炎

妙方一 芹菜汁蜜饮

〔材料〕鲜芹菜 150 克，蜂蜜 20 克。

〔做法〕将鲜芹菜洗净，捣烂，用纱布绞汁，加蜂蜜混匀，放入锅中，用中火煮至微沸即成。

〔大夫叮嘱〕每日 1 次。本方具有平肝解毒的功效。适用于传染性肝炎。同时亦有助于缓解高血压。

妙方二 茵草英蜂蜜茶

〔材料〕蒲公英 20 克，茵陈 30 克，甘草 6 克，蜂蜜 20 克，绿茶 1 克。

〔做法〕将蒲公英、茵陈、甘草洗净，放入锅中，加水 500 毫升，用中火煮 10 分钟，去渣，加入绿茶、蜂蜜即成。

〔大夫叮嘱〕每日 1 剂，分 3 次温服。本方具有清热利湿、解毒、抗病毒的功效。适用于肝炎，特别是丙氨酸转氨酶（ALT）偏高的患者。

妙方三 蜂蜜猪胆汁

〔材料〕猪胆 1 个，蜂蜜 100 克。

〔做法〕将猪胆汁同蜂蜜混合调匀，放锅中蒸 20 分钟即成。

〔大夫叮嘱〕每日 1 剂，分 2 次服用。本方具有清热、解毒、祛湿的功效。适用于肝炎。

妙方四 大枣花生蜜

〔材料〕大枣 50 克，花生仁 50 克，蜂蜜 50 克。

〔做法〕大枣去核，洗净。花生仁洗净，与大枣一起放入锅中，加水适量，用大火煮沸，改小火煮熟，离火后加入蜂蜜搅匀即成。

〔大夫叮嘱〕每日 1 剂，睡前服食，连续服 1 个月。本方具有益气健脾、保肝抗病毒的功效。适用于急、慢性肝炎，肝硬化，血清谷丙转氨酶较高等。

妙方五 玉米花蜜饮

〔材料〕玉米花（玉米秆上的花）60 克，蜂蜜 50 克。

〔做法〕将玉米花洗净，放入锅中，加水适量，用大火煮沸，改小火煮约 20 分钟取汁，加蜂蜜混匀即成。

〔大夫叮嘱〕每日 1 剂，分 2 次服用。本方具有利尿、消肿、利胆、抗病毒的功效。适用于黄疸性肝炎、胆囊炎、胆结石等。

妙方六 清肝饮

〔材料〕栀子、板蓝根、白扁豆各 15 克，茵陈 30 克，甘草 6 克，大枣 10 个，蜂蜜 30 克。

〔做法〕除蜂蜜外，其余食材同放入锅中，加水适量，中火熬煮，每隔 1 小时取药液 1 次，然后加水再煮，共取药液 3 次。将 3 次药液混合，加入蜂蜜搅匀即成。

〔大夫叮嘱〕每日 1 剂，分 2 次服用。本方具有清热利湿、解毒退黄、抗病毒的功效。适用于急性黄疸性肝炎。

高血压

妙方一 菊花葛粉蜜粥

〔材料〕菊花 25 克，葛根粉 60 克，蜂蜜 30 克。

〔做法〕将菊花焙干研末。葛根粉中加适量水，熬成粥状，离火后加入菊花末、蜂蜜，搅拌均匀即成。

〔大夫叮嘱〕每日 1 剂，1 次服完。本方具有清肝明目、降血压的功效。适用于高血压。

妙方二 芹菜蜂蜜汁

〔材料〕鲜芹菜 500 克，蜂蜜 50 克。

〔做法〕将鲜芹菜洗净，捣烂，纱布绞汁。将芹菜汁与蜂蜜混匀即成。

〔大夫叮嘱〕每日 1 剂，分 3 次温服。本方具有清热平肝、降血压、降血脂的功效。适用于高血压、高脂血症。

妙方三 荸荠萝卜蜜汁

〔材料〕荸荠、白萝卜各 750 克，蜂蜜 50 克。

〔做法〕将荸荠、白萝卜洗净，切碎捣烂，用纱布绞汁，汁液与蜂蜜混匀即成。

〔大夫叮嘱〕每日 1 剂，分 3 次服。本方具有滋阴润燥、降血压、降血脂的功效。适用于高血压、便秘等。

妙方四 蜂蜜香蕉茶

〔材料〕香蕉 2 根，蜂蜜 50 克，茶水 500 毫升。

〔做法〕将香蕉去皮捣碎，倒入茶水中，最后调入蜂蜜，搅拌均匀即成。

〔大夫叮嘱〕每日 1 剂，分 3 次服完。本方具有生津利尿、降血压、通便的功效。适用于高血压、冠心病等。

妙方五　蜜王浆

〔材料〕鲜蜂王浆 100 克，蜂蜜 500 克。

〔做法〕将鲜蜂王浆、蜂蜜混合调匀，装入空瓶中即成。

〔大夫叮嘱〕每日早、中、晚各服 1 汤匙，连服 3 个月。本方具有扩血管、降血脂的功效。适用于高血压、冠心病等。

妙方六　胡萝卜芹菜蜜汁

〔材料〕胡萝卜 500 克，芹菜 200 克，蜂蜜 30 克。

〔做法〕将胡萝卜、芹菜洗净，切碎捣烂，用纱布绞汁，汁液与蜂蜜混匀即成。

〔大夫叮嘱〕每日 1 剂，分 3 次服用。本方具有利尿、降血压、降血脂、强心、健胃消食的功效。适用于高血压、高胆固醇血症、冠心病等。

妙方七　胡萝卜粥

〔材料〕胡萝卜 100 克，芹菜 100 克，大米 100 克，蜂蜜 30 克。

〔做法〕胡萝卜洗净，切成小块。芹菜洗净，切碎，捣烂，纱布绞取汁液。把大米、胡萝卜块放入锅中，加水适量，用大火煮沸，改小火煮粥，待米煮至半熟时加入芹菜汁，再煮至粥熟，离火后加蜂蜜，搅拌均匀即成。

〔大夫叮嘱〕每日 1 剂，分早、晚食用。本方具有利尿、消肿、降血压等功效。适用于高血压、慢性肾炎等。

妙方八　蜂蜜首乌丹参饮

〔材料〕蜂蜜 50 克，制何首乌 20 克，丹参 20 克。

〔做法〕制何首乌、丹参放入锅中，加水适量，用大火煮沸后改小火煮，每隔 1 小时取药液 1 次，然后加水再煎，共取药液 3 次。将 3 次药液混合，把蜂蜜调入药液中搅匀即成。

〔大夫叮嘱〕每日 1 剂，分 3 次服用。本方具有降血压、降血脂、活血乌发等功效。适用于高血压、慢性肝炎、动脉粥样硬化等。

妙方九　陈皮天麻饮

〔材料〕陈皮 15 克，天麻 20 克，生姜 15 克，蜂蜜 30 克。

〔做法〕将陈皮、天麻、生姜放入锅中，加水适量，用大火煮沸，改小火煮约 30 分钟取汁，再加水煮约 30 分钟取汁，把两次的汁混匀，与蜂蜜搅匀即成。

〔大夫叮嘱〕每日 1 剂，分 2 次服用。本方具有平肝降压、理气健脾的功效。适用于高血压、慢性胃炎。

冠心病

妙方一　山楂桃仁蜜

〔材料〕鲜山楂 1 000 克，桃仁 60 克，蜂蜜 250 克。

〔做法〕鲜山楂、桃仁洗净，放入锅中，加水适量，用大火煮沸，改小火煮 20 分钟取汁，再加水煮 20 分钟取汁，把两次的汁混匀，加入蜂蜜，上锅蒸 1 小时后冷却备用。

〔大夫叮嘱〕每次 1 汤匙，每日服 2 次。本方具有活血化瘀、降血压、降血脂、消食润肠的功效。适用于冠心病、高血压、动脉硬化、消化不良等。

妙方二 黑木耳大枣粥

〔材料〕黑木耳 25 克，大枣 10 个，黑芝麻 20 克，梨 200 克，蜂蜜 40 克，大米 100 克。

〔做法〕黑木耳用水泡发，去杂，切成碎块。大枣洗净，去核。黑芝麻炒香，研成细末。梨洗净，切碎，捣烂，用纱布绞汁。大米淘洗干净后与黑木耳、大枣一起放入锅中，加适量水，用大火煮沸，改小火煮粥。粥熟后再加入梨汁、黑芝麻末、蜂蜜，搅拌均匀即成。

〔大夫叮嘱〕早、晚食用。本方具有降血脂、降血压、补养气血、预防血管硬化等功效。适用于冠心病、高血压、动脉硬化等。

高脂血症

妙方一 海带绿豆汤

〔材料〕海带 150 克，绿豆 150 克，蜂蜜 50 克。

〔做法〕海带洗净，切成条状。绿豆洗净，与海带一起放入锅中，加水适量，用大火煮沸，改小火煮烂，离火后加入蜂蜜调匀即成。

〔大夫叮嘱〕本方具有清热养血、降血脂、降血压等功效。适用于高脂血症、高血压、骨质疏松症、甲状腺肿等。

妙方二 茶菊山楂蜜

〔材料〕绿茶 2 克，菊花 15 克，山楂片 30 克，蜂蜜 50 克。

〔做法〕将绿茶、菊花、山楂片放入锅中，加水 400 毫升，用大火煮沸，改小火煮 5～10 分钟，去渣，加入蜂蜜搅匀即成。

〔大夫叮嘱〕每日 1 剂，分 3 次温服。本方具有平肝清热、降血脂、明目等功效。适用于高脂血症、动脉硬化、高血压等。

妙方三 消脂酒

〔材料〕山楂片、泽泻、丹参、香薷各 30 克，白酒 500 毫升，蜂蜜 150 克。

〔做法〕将山楂片、泽泻、丹参、香薷置容器中，加入白酒密封，浸泡 14 日后过滤去渣，加蜂蜜搅匀即成。

〔大夫叮嘱〕每次服 20 毫升，每日 2 次。本方具有健脾益胃、活血消脂的功效。适用于高脂血症、动脉硬化等。

妙方四 菊花蜂蜜饮

〔材料〕菊花 30 克，枸杞子 20 克，决明子 20 克，山楂 20 克，蜂蜜 50 克。

〔做法〕将菊花、枸杞子、决明子、山楂洗净，放入锅中，加水 500 毫升，用大火煮沸，改小火煮 10 分钟，去渣，加蜂蜜搅匀即成。

〔大夫叮嘱〕每日 1 剂，分 3 次温服。本方具有养肝明目、清热祛风、降血脂、降血压、抗菌消炎等功效。适用于高脂血症、高血压、头痛、目昏、眩晕等。

失　眠

妙方一　**五味枣蜜饮**

〔材料〕五味子 15 克，酸枣仁 15 克，蜂蜜 30 克。

〔做法〕五味子、酸枣仁炒焦，放入锅中，加水 300 毫升，用大火煮沸，改中火煮 5 分钟，去渣取药液，与蜂蜜混合均匀即成。

〔大夫叮嘱〕每日 1 剂，睡前温服。本方具有安神养血定志的功效。适用于失眠、神经衰弱等。

妙方二　**牛奶蜂蜜**

〔材料〕牛奶 200 毫升，蜂蜜 30 克。

〔做法〕牛奶放入锅中，用中火煮沸，离火后加入蜂蜜搅拌均匀即成。

〔大夫叮嘱〕每晚睡前温服，连服半月。本方具有镇静、安神、催眠的功效。适用于失眠、神经衰弱等。

妙方三　**核桃五味蜜糊**

〔材料〕北五味子 5 克，核桃仁 30 克，酸枣仁 10 克，蜂蜜 30 克。

〔做法〕将五味子、酸枣仁、核桃仁研成细末，用蜂蜜拌成糊状即成。

〔大夫叮嘱〕每日 1 剂，分 3 次食用。本方具有益智健脑、养心安神、补肾等功效。适用于失眠、肾虚耳鸣、神经衰弱、盗汗、遗精等。

妙方四 蛋黄山药蜜粥

〔材料〕鸡蛋黄 2 个，山药 30 克，大米 120 克，蜂蜜 30 克。

〔做法〕山药洗净切片，大米淘洗干净，一同下入锅中，加水适量，先用大火煮沸，再用小火慢煮至粥熟。蛋黄打散，与蜂蜜一起倒入粥中，搅匀煮沸即成。

〔大夫叮嘱〕本方具有补气健脾、养心安神等功效。适用于心烦失眠、手足心热、心悸不宁等。健康人食用能提高记忆力、增强体质。

妙方五 百合枣蜜饮

〔材料〕百合 30 克，酸枣仁 10 克，大枣 10 个，蜂蜜 30 克。

〔做法〕酸枣仁炒焦，研成细末。大枣去核，洗净。百合与大枣放入锅中，加水适量，用大火煮沸，改小火煮 15 分钟，等百合熟后，撒入酸枣仁细末，搅匀煮沸，离火后加入蜂蜜即成。

〔大夫叮嘱〕每日 1 剂，睡前食百合、大枣，喝汤。本方具有滋阴润肺、养心安神、镇静催眠的功效。适用于失眠、神经衰弱等。

贫　血

妙方一 阿胶糯米粥

〔材料〕阿胶 15 克，糯米 100 克，蜂蜜 60 克，米酒 20 毫升。

〔做法〕糯米淘洗干净，放入锅中，加水适量，用大火煮沸，改小火煮粥，粥熟时加入阿胶、米酒，搅匀，再煮沸，离火后加蜂蜜搅匀即成。

〔大夫叮嘱〕每日 1 剂，早、晚温热食用，15 日为 1 个疗程。本方具有益气养血的功效。适用于贫血。

妙方二　黄精膏

〔材料〕黄精 300 克，当归 300 克，黄酒 450 毫升，蜂蜜适量。

〔做法〕将黄精、当归放入锅中，加水适量，浸透，再加水至与药相平，倒入黄酒，用大火煮沸，改小火煎煮，每隔 1 小时滤取煎液 1 次，然后再加水煎煮滤取煎液，共取煎液 3 次。合并煎液，小火煎熬浓缩至较稠厚状时，加入 1 倍量蜂蜜，熬至滴水成珠为度。离火，冷却，装瓶备用。

〔大夫叮嘱〕每次 2 汤匙，每日 2 次，开水冲服。本方具有补益气血、活血生血等功效。适用于贫血，症见面色苍白、体倦乏力、头昏眼花、自汗、心悸、失眠等。

妙方三　大枣糯米粥

〔材料〕大枣 10 个，山药 20 克，薏苡仁 20 克，糯米 50 克，蜂蜜 30 克。

〔做法〕大枣洗净，去核。山药去皮、洗净，切成小块。薏苡仁、糯米洗净，与山药、大枣同放入锅中，加水适量，用大火煮沸，改小火煮粥，粥熟后离火，加入蜂蜜搅匀即成。

〔大夫叮嘱〕本方具有益气生血、健脾和胃、生津止渴等功效。适用于贫血、病后体虚、营养不良、食欲减退、慢性肠炎等。

妙方四　胶芪枣蜜饮

〔材料〕阿胶 15 克，黄芪 30 克，大枣 10 个，蜂蜜 30 克。

〔做法〕将黄芪、大枣洗净，放入锅中，加适量水，用大火煮沸，改小火煮 1 小时后，滤出药液，将阿胶、蜂蜜放入药液内混合溶化即成。

〔大夫叮嘱〕每日 1 剂，分 2 次温服。本方具有益气养血、养心安神的功效。适用于贫血、体虚、心慌等。

妙方五 黑木耳百合粥

〔材料〕黑木耳 25 克，百合 20 克，大枣 10 个，糯米 100 克，蜂蜜 50 克。

〔做法〕黑木耳用水泡发，去杂，洗净，切碎。大枣洗净，去核。糯米、百合洗净，与黑木耳、大枣共同放入锅中，加水适量，用大火煮沸，改小火煮粥，粥熟后离火再加入蜂蜜搅匀即成。

〔大夫叮嘱〕每日 1 剂，分早、晚热服。本方具有养血安神、润肺止咳、降血脂的功效。适用于缺铁性贫血、高脂血症、咳嗽等。

前列腺病

妙方一 藕蜜膏

〔材料〕藕汁、蜂蜜各 100 克，生地黄汁 200 克。

〔做法〕将上述材料混合均匀，以微火煎成膏。

〔大夫叮嘱〕每服半汤匙，含化后徐徐咽下，1 日数次。本方具有清热养阴、生津止渴、润肠通便的功效，适用于前列腺病热邪伤阴、口渴便秘者。

妙方二 绿茶通草蜜汤

〔材料〕绿茶 2 克，通草 10 克，甘草 5 克，蜂蜜 30 克。

〔做法〕将通草、甘草洗净，放入锅中，加水适量，用大火煮沸，改小火煮10分钟，离火后加入绿茶、蜂蜜即成。

〔大夫叮嘱〕每日1剂，分3次服用。本方具有凉血止血、生津润燥、利水通淋的功效。适用于前列腺炎、前列腺增生等。

阳　痿

妙方一　香蕉蜜

〔材料〕香蕉500克，蜂蜜、茶叶水各适量。

〔做法〕将香蕉去皮捣成泥，加茶叶水、蜂蜜调匀即成。

〔大夫叮嘱〕每日1剂，分2次饮服。本方具有润燥、生精的功效。适用于阳痿、大便秘结、高血压等。

妙方二　韭菜子蜜糊

〔材料〕韭菜子300克，黑芝麻100克，蜂蜜300克。

〔做法〕韭菜子焙干研末。黑芝麻炒焦研末。韭菜子末、黑芝麻末与蜂蜜混合，调成糊状即成。

〔大夫叮嘱〕每次20克，每日2次。本方具有助阳补肾、收敛固精的功效。适用于阳痿、遗精、盗汗等。

妙方三　蜜鞭丸

〔材料〕牛鞭1根，韭菜子25克，菟丝子、淫羊藿各15克，蜂蜜、羊油、黄酒各适量。

〔做法〕将牛鞭置于瓦上，小火焙干。淫羊藿加少许羊油，置铁锅中，以小火炒黄（不要炒焦），再和牛鞭、菟丝子、韭菜子一起研成细末，混合均匀。

〔大夫叮嘱〕每晚取1匙粉和蜂蜜调成丸，用黄酒冲服。本方有补肾壮阳的功效，适用于肾阳不足所致的阳痿。

关节炎

妙方一 木耳桃仁蜜酒

〔材料〕黑木耳 50 克，核桃仁 15 克，蜂蜜 50 克，白酒 50 毫升。

〔做法〕将黑木耳用沸水泡发，洗净，再与核桃仁共捣烂，加蜂蜜、白酒，放蒸笼中蒸熟即成。

〔大夫叮嘱〕每日 1 剂，1 次服用。本方具有祛风活络的功效。适用于关节疼痛、四肢麻木等。

妙方二 雷公藤膏

〔材料〕雷公藤、川乌、地龙、桂枝各 30 克，蜂蜜、白酒各适量。

〔做法〕将雷公藤、川乌、地龙、桂枝共研为细末，以蜂蜜和白酒调成膏状即可。

〔大夫叮嘱〕将雷公藤膏均匀涂于患处，用纱布覆盖，再用医用胶布固定。每日换药 1 次。本方具有祛风湿、通经络的功效，适用于类风湿性关节炎。

疮 疡

妙方一 蜂蜜银花饮

〔材料〕金银花、蜂蜜各 50 克。

〔做法〕将金银花放入锅中，加 500 毫升水，用大火煮沸，改小火煮至 200 毫升，离火后加入蜂蜜，搅匀即成。

〔大夫叮嘱〕每日 1 剂，分 3 次饮用。本方具有清热解毒的功效。适用于疖肿、疔疮，亦可作消暑饮料。

妙方二　蒲公英甘草蜜茶

〔材料〕绿茶 1 克，甘草 6 克，蒲公英 30 克，蜂蜜 30 克。

〔做法〕将蒲公英、甘草、绿茶放入锅中，加水 500 毫升，用大火煮沸，改小火煮 10 分钟后，去渣，取滤液，加蜂蜜搅匀即成。

〔大夫叮嘱〕每日 1 剂，分 3 次温服。本方具有清热解毒的功效。适用于疖肿伴有发热、口干、便秘、苔黄等。

妙方三　葱蜜糊

〔材料〕葱白、蜂蜜各适量。

〔做法〕将葱白捣烂如泥，加蜂蜜调成糊状。

〔大夫叮嘱〕将葱蜜糊敷于患处，以纱布包扎固定。每日换药 1 次，至愈为止。本方具有清热解毒、散瘀消肿的功效。适用于疖肿。

妙方四　烟叶樟脑糊

〔材料〕烟叶 5 克，樟脑粉 3 克，蜂蜜适量。

〔做法〕将烟叶切丝，焙干研细末，加樟脑粉调匀，以蜂蜜拌成糊状。

〔大夫叮嘱〕敷于患处，每日换药 1 次。本方具有解毒、活血、镇痛的功效。适用于疖肿、颈痈等。

妙方五　胆汁姜蜜

〔材料〕猪胆汁、生姜汁、蜂蜜各适量。

〔做法〕将上述材料混合搅匀即成。

〔大夫叮嘱〕频搽患处。本方具有清热解毒、散瘀消肿的功效。适用于疖肿、丹毒等。

妙方六 五倍子蜜醋膏

〔材料〕五倍子粉 150 克,蜂蜜 60 克,醋 300 毫升,冰片适量。

〔做法〕用砂锅将醋、蜂蜜煮沸,徐徐加入五倍子粉搅拌,熬成膏,再加冰片调匀即成。

〔大夫叮嘱〕敷于患处,每日 2 次。本方具有散瘀消肿的功效。适用于丹毒、疖肿等。

急性化脓性乳腺炎

妙方一 葱汁蜜饮

〔材料〕鲜葱 250 克,蜂蜜 50 克。

〔做法〕将鲜葱洗净切碎,捣烂取汁,加热,放入蜂蜜搅匀即成。

〔大夫叮嘱〕每日 1 剂,分 2 次服用。可连续服用。本方具有清热解毒、散瘀消肿的功效。适用于急性化脓性乳腺炎,症见红肿热痛等。

妙方二 土豆蜜

〔材料〕土豆 1 个,蜂蜜适量。

〔做法〕将土豆洗净,去皮,切碎捣烂,加入蜂蜜拌匀。

〔大夫叮嘱〕敷于患处,每日换药 1 次。本方具有清热解毒的功效。适用于急性化脓性乳腺炎。

烧 伤

妙方一 五倍子蜈蚣蜜醋糊

〔材料〕五倍子 30 克，蜈蚣 1 条，蜂蜜、醋各适量。

〔做法〕将五倍子、蜈蚣研为细末，与蜂蜜、醋调成糊状即可。

〔大夫叮嘱〕涂于患处，每日数次。本方具有散瘀解毒的功效。适用于各种烧伤。

妙方二 蛋黄酒蜜膏

〔材料〕鸡蛋 2 枚，白酒、蜂蜜各适量。

〔做法〕将鸡蛋打破取蛋黄，加入白酒、蜂蜜，调成膏状。

〔大夫叮嘱〕涂敷患处。本方具有清热、生肌、止痛的功效。适用于烧伤。

妙方三 土豆汁蜜

〔材料〕土豆、蜂蜜各适量。

〔做法〕将土豆洗净，去皮，切碎，捣烂成泥，用纱布绞汁，加入蜂蜜搅匀即成。

〔大夫叮嘱〕涂于患处，每日数次。本方具有清热消肿、去腐生肌的功效。适用于轻度烧伤、皮肤破损等。

妙方四 二黄倍蜜

〔材料〕川黄连、黄柏、地榆、五倍子各 40 克，蜂蜜 500 克。

〔做法〕将以上前 4 味药研成粉末。蜂蜜加热，再慢慢倒入药末，边倒边搅，混合均匀为止。待药凉后装入瓶内。

〔大夫叮嘱〕用时将药涂于患处，每日 2～3 次。本方具有清热解毒、消肿止痛的功效。适用于火焰烧灼或热水烫伤等。

冻　伤

妙方　蜂蜜凡士林膏

〔材料〕蜂蜜、凡士林各等量。

〔做法〕将蜂蜜加热，与凡士林搅拌均匀成膏状。

〔大夫叮嘱〕用时将软膏涂于无菌纱布上，盖于已清洗的患处。每日更换 2～3 次，每次均清洗患处，包扎固定。一般 3～4 日后疼痛和炎症逐渐消失，4～7 日痊愈。本方具有消炎止痛的功效。适用于冻疮。

跌打损伤

妙方一　五倍栀石膏

〔材料〕五倍子（炒黄）50 克，石膏 20 克，栀子（微炒）30 克，冰片 3 克，蜂蜜 30 克，醋 30 毫升，白酒 10 毫升。

〔做法〕将以上前 4 味药研为细末，加入醋、蜂蜜、白酒调成膏状。

〔大夫叮嘱〕将药膏外敷患处，隔日换药。本方具有活血散瘀、消肿止痛的功效。适用于急性踝关节扭伤。

妙方二　白矾大黄蜜膏

〔材料〕白矾、大黄各 50 克，蜂蜜 200 克，乳香、五灵脂各 40 克。

〔做法〕将白矾、大黄、乳香、五灵脂研为细末。蜂蜜加热后放入药末，小火熬炼成膏。

〔大夫叮嘱〕取膏敷于患处，包扎固定。每日换药1次。本方具有活血化瘀、消肿止痛的功效。适用于跌打损伤、软组织肿胀、疼痛等。

色素斑

妙方一　浮萍蜜膏

〔材料〕浮萍150克，蜂蜜150克。

〔做法〕将浮萍去杂质，洗净晒干，研为极细末，用蜂蜜调成膏，放入瓷瓶中贮存。

〔大夫叮嘱〕每晚临睡前涂面，次日早晨以温水洗去。本方具有润肤祛斑的功效。适用于雀斑、粉刺等。

妙方二　桃花瓜仁蜜

〔材料〕桃花40克，冬瓜仁40克，蜂蜜80克。

〔做法〕将桃花、冬瓜仁研为细末，用蜂蜜调匀，放入瓷瓶中贮存。

〔大夫叮嘱〕每晚临睡前涂面，次日早晨以温水洗去。本方具有活血祛斑的功效。适用于雀斑、粉刺等。

妙方三　茯苓蜜膏

〔材料〕白茯苓100克，蜂蜜100克。

〔做法〕将白茯苓研为极细末，用蜂蜜调成膏，放瓷瓶中贮存。

〔大夫叮嘱〕每晚临睡前涂面，次日早晨以温水洗去。本方具有润肤、淡斑的功效。适用于雀斑、面色暗黑等。

妙方四 西红柿玫瑰饮

〔材料〕西红柿100克,黄瓜100克,鲜玫瑰花5克,蜂蜜30克,柠檬汁20毫升。

〔做法〕将西红柿、黄瓜洗净,切碎。鲜玫瑰花洗净。将三者一起研碎后过滤取汁。然后加入柠檬汁、蜂蜜,搅匀即成。

〔大夫叮嘱〕每日1剂,分3次温服。常饮本方具有减退色素、美白肌肤、促进皮肤代谢的功效。适用于面部色斑、皮肤干燥等。

妙方五 银耳莲子羹

〔材料〕银耳25克,莲子10克,大枣15个,冰糖6克,蜂蜜20克,水淀粉适量。

〔做法〕银耳用水泡发后,除去根部泥沙及杂质。大枣洗净去核。将银耳、大枣、莲子放入锅内,加适量水,用大火煮沸,改小火煮熟,再加入水淀粉、冰糖搅匀,煮沸,离火后加蜂蜜搅匀即成。

〔大夫叮嘱〕每日早餐或晚餐食用。常食本方具有养颜美肤、祛皱纹、消色斑的功效。适用于面部色斑、皮肤干燥等。

妙方六 银耳枸杞粥

〔材料〕银耳、花生仁各30克,枸杞子15克,大枣15个,粳米100克,蜂蜜30克。

〔做法〕银耳用水泡发后,洗净,去杂。大枣洗净,去核。粳米、银耳、枸杞子、花生仁、大枣放锅内,加水适量,用大火煮沸后,改小火煮粥,粥熟后离火,加入蜂蜜搅匀即成。

〔大夫叮嘱〕每日早、晚食用。本方有滋阴补肾、益气和血、润肌肤、养颜的功效。适用于皮肤干燥、色素沉着。亦适合病后体虚者调补身体。常食可使皮肤柔嫩细腻、皱纹减少、面色红润。

妙方七　蜂蜜面膜

〔材料〕蜂蜜、面粉各 20 克，甘油 10 克。

〔做法〕将蜂蜜、面粉、甘油混合，再加适量水，调成糊状。

〔大夫叮嘱〕用温水洗面，将蜂蜜面膜均匀地敷在面部，等面膜自然干透后，可将面膜撕掉或用温水洗净。本方具有清洁、滋润皮肤的功效。适用于皮肤色素沉着、痤疮、雀斑等。

月经不调

妙方一　红茶当归汤

〔材料〕红茶 2 克，当归 15 克，蜂蜜 20 克。

〔做法〕将红茶、当归放入锅中，加水 300 毫升，用大火煮沸，改小火煮 5 分钟，取出药液，加蜂蜜搅匀即成。

〔大夫叮嘱〕每日 1 剂，分 3 次温服。本方具有补血活血、调经止痛的功效。适用于月经不调、痛经等。

妙方二　绿茶玫瑰花汤

〔材料〕绿茶 1 克，玫瑰花 5 克，蜂蜜 25 克。

〔做法〕将绿茶、玫瑰花放入锅中，加水 300 毫升，用大火煮沸，改小火煮 5 分钟，药液中加蜂蜜，搅匀即成。

〔大夫叮嘱〕每日 1 剂，分 3 次饭后服用。本方具有行气解郁、和血、止痛的功效。适用于月经不调、赤白带下等。

妙方三 **大枣益母汤**

〔材料〕大枣 20 个，益母草 30 克，红糖 10 克，蜂蜜 20 克。

〔做法〕将大枣洗净，去核。益母草与大枣一起放入锅中，加水适量，用大火煮沸，改小火煮 10 分钟，取出药液，加红糖与蜂蜜，搅拌溶解后即成。

〔大夫叮嘱〕每日 1 剂，分早、晚饮用。本方具有活血调经、养血安神的功效。适用于月经不调、经血暗红有血块等。

妙方四 **龙眼蜜蛋汤**

〔材料〕龙眼肉 50 克，蜂蜜 20 克，鸡蛋 1 枚。

〔做法〕将龙眼肉放入锅中，加水适量，用大火煮沸，改小火煮 30 分钟后，将鸡蛋打入龙眼肉汤中并煮熟，离火后加入蜂蜜搅匀即成。

〔大夫叮嘱〕在月经干净后服用，每日早、晚各 1 次，连服 10 日。本方具有补益心脾、滋阴养血的功效。适用于气血不足型月经不调。

产后便秘

妙方一 **葱白胶蜜汤**

〔材料〕葱白 5 根，阿胶 10 克，蜂蜜 30 克。

〔做法〕将葱白、阿胶放入锅中，加水适量，用大火煮沸，改小火煮 5 分钟，去渣取汁，加入蜂蜜搅匀即成。

〔大夫叮嘱〕每日 1 剂，1 次顿服。本方具有补血滋阴、润肠通便的功效。适用于产后便秘。

妙方二 香油蜜

〔材料〕蜂蜜60克，香油30毫升。

〔做法〕将蜂蜜与香油混合均匀。

〔大夫叮嘱〕每日1剂，分2次服。本方具有润肠通便的功效。适用于产后便秘。

妙方三 蜜栓

〔材料〕蜂蜜适量。

〔做法〕将蜂蜜倒进不锈钢锅中，用小火慢熬，边熬边用筷子搅动，当蜂蜜出现较强黏性的时候关火，用筷子挑出一点，在手上抹上香油，将挑出的蜂蜜捏成大约手指粗细的子弹状，放进冰箱冷藏保存。

〔大夫叮嘱〕欲大便时取一颗蜜栓，塞入肛门，静置15~30分钟即可。本方具有润肠通便的功效。坚持使用一段时间有助于恢复正常排便。

咳　嗽

妙方一 二仁姜蜜

〔材料〕甜杏仁15克，核桃仁20克，生姜10克，蜂蜜30克。

〔做法〕将上述材料置碗中，隔水炖或蒸熟后服食。

〔大夫叮嘱〕每日1次，连服4~5日。本方具有宣肺止咳的功效。适用于小儿风寒袭肺型咳嗽，症见咳稀薄白痰、舌苔薄白、脉浮等。

妙方二　四汁蜜饮

〔材料〕生姜汁 25 毫升，梨汁、白萝卜汁、鲜藕汁各 50 毫升，蜂蜜 100 克。

〔做法〕将四汁与蜂蜜混匀，装入瓷罐中煮沸即成。

〔大夫叮嘱〕每次 30 毫升，每日 3 次，连服数日。本方具有清热滋阴、润肺化痰、止咳的功效。适用于风热犯肺型咳嗽，症见咳痰黏稠或色黄、脉浮数等。

妙方三　百合蜜

〔材料〕百合 30 克，蜂蜜 20 克。

〔做法〕将百合放入碗中，加蜂蜜搅匀，放蒸笼中蒸熟即成。

〔大夫叮嘱〕每日 1 剂，分 3 次服食。本方具有养阴润肺止咳的功效。适用于阴虚燥咳、劳嗽咳血等。

妙方四　大蒜百部粥

〔材料〕大蒜 150 克，百部 10 克，大米 200 克，蜂蜜 20 克。

〔做法〕将大蒜与百部放入锅中，加水适量，用大火煮沸，改小火煎煮约 30 分钟，去渣取汁，加入大米，同煮成粥。

〔大夫叮嘱〕食前调入蜂蜜。每日 1 剂，分 2 次温服。本方具有清热润燥、止咳化痰、杀菌消炎的功效。适用于小儿久咳不止、百日咳等。

妙方五　鸭梨蜜

〔材料〕鸭梨 1 个，蜂蜜 50 克。

〔做法〕将鸭梨的核挖去，然后填入蜂蜜，上锅蒸热即可。

〔大夫叮嘱〕早晚各吃 1 个，连吃数日。本方具有生津润燥、止咳化痰的功效。适用于阴虚肺燥之干咳无痰或痰少而黏，不易咯出等。

食　积

妙方一　蜂蜜萝卜汁

〔材料〕白萝卜 200 克，蜂蜜适量。

〔做法〕白萝卜洗净，煮熟后切块，放入榨汁机中，加水适量，榨取萝卜汁，倒入杯中，加适量蜂蜜，调匀即可饮用。

〔大夫叮嘱〕每日 1 次，早餐前空腹饮用最佳。本方具有消食健胃、生津润肠的功效。适用于饮食积滞、胃肠气胀、腹痛、气逆呕吐、大便燥结不通等。

妙方二　健胃膏

〔材料〕生姜 25 克，党参、山药各 250 克，蜂蜜 300 克，米粥适量。

〔做法〕将生姜捣碎取汁，党参、山药研末后加入生姜汁，再同蜂蜜一起搅匀，慢慢熬成膏。

〔大夫叮嘱〕每次 1 汤匙，每日 3 次，热米粥送服，连服数日。本方具有健脾益胃的功效。适用于脾胃虚弱、厌食等。

口腔溃疡

妙方一　五倍子茶蜜饮

〔材料〕五倍子 10 克，绿茶 1 克，蜂蜜 25 克。

〔做法〕将五倍子放入锅中，加水 400 毫升，用大火煮沸，改小火煮 10 分钟，加入绿茶，再煮 5 分钟，离火后加蜂蜜调匀即成。

〔大夫叮嘱〕每日 1 剂，分 2 次徐徐饮服。本方具有敛肺降火、解毒、敛疮的功效。适用于口腔溃疡。

妙方二 绿茶果皮蜜

〔材料〕绿茶 1 克，苹果皮、蜂蜜各 30 克。

〔做法〕将苹果皮洗净放入锅中，加水 450 毫升，用大火煮沸 5 分钟，加入绿茶煮沸，离火后加蜂蜜调匀即成。

〔大夫叮嘱〕每日 1 剂，分 3 次温服。本方具有清热滋阴、润燥的功效。适用于口腔溃疡、口舌干燥、口腔炎等。

扁桃体炎

妙方一 胖大海橄榄茶蜜

〔材料〕橄榄 3 克，绿茶 2 克，胖大海 3 枚，蜂蜜 20 克。

〔做法〕将橄榄放入锅中，加水适量，用大火煮沸，改小火煮约 10 分钟，然后冲泡绿茶、胖大海，加入蜂蜜调匀即成。

〔大夫叮嘱〕每日 1 剂，分 3 次徐徐饮服。本方具有清喉利咽的功效。适用于扁桃体炎、咽炎、声音嘶哑等。

妙方二 薄荷茶蜜饮

〔材料〕绿茶 1 克，薄荷 15 克，甘草 6 克，蜂蜜 30 克。

〔做法〕将绿茶、薄荷、甘草放入锅中，加水 1 000 毫升，用大火煮沸 5 分钟，去渣取汁，加蜂蜜搅匀即成。

〔大夫叮嘱〕每日 1 剂，分 3 次徐徐温服。本方具有清热解毒的功效。适用于扁桃体炎、咽炎等。

早 衰

妙方一 大枣菊花粥

〔材料〕粳米 60 克，大枣 10 个，菊花 10 克，蜂蜜 20 克。

〔做法〕将大枣洗净，去核。菊花焙干，研成粉末。将大枣放入锅中，加入粳米、适量的水，用大火煮沸后，小火煮粥，粥熟后再加入菊花粉，搅匀煮沸，离火后加蜂蜜搅匀即成。

〔大夫叮嘱〕每日早餐食用。常食本方有明目、除热、解渴、养颜的功效。适用于早衰、皮肤干燥。

妙方二 胡萝卜杏仁粥

〔材料〕胡萝卜 50 克，甜杏仁 15 克，粳米 100 克，蜂蜜 30 克，植物油适量。

〔做法〕将胡萝卜切片，锅内放植物油，烧至六成热，加胡萝卜片煸炒，再加甜杏仁、粳米和适量水，用大火煮沸后，改小火煮至粥熟，离火后加入蜂蜜搅拌均匀即成。

〔大夫叮嘱〕每日早、晚食用。常食本方有健脾和中、滋肝明目的功效。适用于早衰的饮食调养。

妙方三 乌苓蜜膏

〔材料〕制何首乌、茯苓各 1 000 克，当归、枸杞子、菟丝子、牛膝、黑芝麻各 250 克，补骨脂 120 克，蜂蜜适量。

〔做法〕将除蜂蜜以外的其余材料用水泡发，放入锅中，加水适量，用大火煮沸，改小火煎煮，每20分钟取煎液1次，然后再加水煎，共取3次，合并煎液，再加热浓缩至黏稠如膏，然后加入1倍量的蜂蜜调匀，加热至沸后离火，冷却后装瓶即成。

〔大夫叮嘱〕每次15克，每日3次，温开水送服。本方具有补肝肾、益精血、乌发生发的功效。适用于早衰、血虚体弱、头晕眼花、须发早白、脱发等。长期服用可抗衰防老、延年益寿。

妙方四 人参核桃蜜膏

〔材料〕人参10克，核桃仁100克，蜂蜜300克。

〔做法〕将人参浸润后切碎，核桃仁炒香后捣碎，一同放入砂锅中，加水适量，用大火煮沸后，改用小火熬煮至汁稠，然后加入蜂蜜搅匀，继续熬煮成蜜膏。冷却后装瓶即成。

〔大夫叮嘱〕每次10克，温开水送服，每日早、晚空腹服用。本方具有大补元气、补脾益肺、滋补肾精的功效。适用于早衰、面黄形瘦、倦怠乏力等。

妙方五 地冬黄麻蜜膏

〔材料〕生地黄、天冬、黄精各150克，黑芝麻100克，蜂蜜500克，黄酒适量。

〔做法〕将天冬、黄精放入锅中，加水适量，用大火煮沸后，改小火煎煮约半小时，去渣取汁；生地黄洗净，切片，用纱布绞取汁液。然后将两种汁液同放入锅中混匀。黑芝麻炒香研细粉。黑芝麻粉加入混合液中，先用大火煮沸，再改用小火煎煮至汁稠，最后加入蜂蜜搅拌成膏。冷却后装入瓶内即成。

〔大夫叮嘱〕每次10克，黄酒调匀温服，每日早、晚空腹服。本方具有补气阴、益精血、乌发、养颜等功效。适用于早衰、气血两亏、面黄形瘦、发白不泽等。

皮肤干燥

妙方一 猪皮米粉膏

〔材料〕鲜猪皮60克，米粉15克，蜂蜜30克。

〔做法〕将鲜猪皮去毛，洗净，放入锅中，用小火煨炖成浓汁，加入蜂蜜、米粉熬成膏状。

〔大夫叮嘱〕每次空腹服10克，每日3次。本方具有滋润肌肤、减少皱纹、滋养头发的功效。适用于皮肤粗糙、头发枯焦等。

妙方二 蜂蜜醋

〔材料〕蜂蜜20克，醋20毫升。

〔做法〕将蜂蜜与醋混合即成。

〔大夫叮嘱〕每日1剂，分2次服用，温开水冲服。久服效佳。本方具有养颜嫩肤的功效。适用于皮肤干燥、粗糙。

妙方三 银耳美容羹

〔材料〕银耳30克，黑芝麻、核桃仁各40克，葡萄汁50毫升，蜂蜜100克。

〔做法〕将黑芝麻、核桃仁炒香，研碎。银耳用热水泡发，洗净，去杂。将银耳放入锅中，加水适量，用大火煮沸，再改小火慢煮，最后加黑芝麻碎、核桃仁碎、葡萄汁，炖至银耳软烂汁稠，离火后加蜂蜜调匀即成。

〔大夫叮嘱〕每日1剂，分2次服用。可经常食用。本方具有养颜润肤的功效。适用于中年人皮肤干燥、面色暗淡等。

妙方四 蛋清蜂蜜搽剂

〔材料〕蜂蜜 10 克，鸡蛋 2 枚。

〔做法〕将鸡蛋打破，取出蛋清，与蜂蜜搅拌均匀即可。

〔大夫叮嘱〕每天晚上用软毛刷均匀涂于面部，次日早晨用温水洗净。本方具有滋润皮肤的功效。适用于皮肤干燥、面部皱纹。

妙方五 燕麦片蜜膜

〔材料〕燕麦片 30 克，牛奶 50 毫升，蜂蜜 20 克。

〔做法〕将燕麦片、牛奶混合，放置 20 分钟以上，再煮沸 10 分钟，稍凉后加入蜂蜜混匀。

〔大夫叮嘱〕将混合液涂于面部，20 分钟后用温水洗去，每日 1 次。本方具有养颜嫩肤的功效。适用于皮肤干燥、干性皮炎等。